中 等 医 学 配 套 教 材

# 药理学达标检测与释疑


**主　　编**　**信长茂　王开贞**

**副 主 编**　**郭靠山　鹿怀兴　韩有春　王丽香**

**编写人员**　（以姓氏笔画为序）

万　红　王开贞　王丽香　石光梅　石俊哲
吕银改　孙　洪　杜宝华　李玉华　杨志印
陈俊荣　林　莎　赵　力　信长茂　郭靠山
鹿怀兴　彭丽红　董其庆　韩有春　褚连军

**主　　审**　王秀清　殷善堂


人 民 卫 生 出 版 社

**图书在版编目（CIP）数据**

药理学达标检测与释疑/信长茂，王开贞主编. —北京：人民卫生出版社，1997

ISBN 978-7-117-02764-9

Ⅰ. 药… Ⅱ. ①信…②王… Ⅲ. 药物学-卫生学校-学习参考资料 Ⅳ. R96

中国版本图书馆 CIP 数据核字(97)第 16776 号



**药理学达标检测与释疑**

主　　编：信长茂　王开贞
出版发行：人民卫生出版社（中继线 010-59780011）
地　　址：北京市朝阳区潘家园南里 19 号
邮　　编：100021
E - mail：pmph @ pmph.com
购书热线：010-67605754　010-65264830
010-59787586　010-59787592
印　　刷：中国农业出版社印刷厂
经　　销：新华书店
开　　本：787×1092　1/16　　印张：9.75
字　　数：225 千字
版　　次：1997 年 10 月第 1 版　2013 年 2 月第 1 版第 24 次印刷
标准书号：ISBN 978-7-117-02764-9/R·2765
定　　价：11.00 元

# 编写说明

为了配合第三轮规划教材《药理学》的教学，在卫生部教材办公室的大力支持和指导下，由《药理学》教材编写组信长茂、王开贞高级讲师等组织编写了这本《药理学达标检测与释疑》，作为新一轮教材的配套教材，供师生教学使用。

该书从章节顺序到具体药物内容，均以新教材为依据，真正体现了配套的原则。其中“释疑”内容是规划教材中因受篇幅所限制没有交待清楚的疑难问题，涉及到基础医学和临床医学各学科有关新进展、新理论等，目的是为师生教学更实用。习题部分题型有选择题、判断题、填空题、问答题四种通用类型，题量适中，针对目标，重点突出，每章节后附有答案，以便查对。

药名以中华人民共和国药典（1995）法定名和别名兼用，以便熟悉临床常用药物的别名，为将来工作打下基础。

本书编写过程中得到了河北省邢台市卫生学校、山东省滨州卫生学校等单位领导的大力支持，在此一并表示感谢。

由于我们的水平有限，书中难免有误，敬请广大师生批评、指正。

信长茂　王开贞

1996年10月8日

# 目　录

# 第一章 总　　论

## 目 标 要 求

1. 社区医学专业

(1) 说出药物及药理学的概念，药理学研究的内容及药理学在医学科学中的地位。

(2) 简述学习药理学的目的和指导思想，祖国医药学及药理学的发展概况。

(3) 解释药物基本作用、局部与吸收作用、药物作用的选择性、药物的防治作用和不良反应。

(4) 阐述药物的体内过程及影响药物作用的各方面因素。

(5) 能熟练进行常用实验动物的捉拿方法及给药方法。

(6) 树立辨证唯物主义观点和预防为主观念，并具有实事求是的科学态度及守纪律、爱劳动、勤俭节约的良好作风。

2. 妇幼卫生专业　同“社区医学”。

3. 药剂专业

(1) 阐述药物的定义，药理学的概念及其研究内容。

(2) 结合药理学发展概况的讲授加强爱国主义思想教育。

(3) 详述药物的基本作用和药物作用的主要类型。

(4) 阐述药物作用原理并解释受体学说。

(5) 概述药物体内过程及其与药物作用的关系。

(6) 解释药物的消除、蓄积、半衰期和坪值，简述半衰期的临床意义。

(7) 从药物、机体、用药方法等方面分析影响药物作用的因素。

(8) 遵守实验室规则，培养学生认真严谨的科学态度。

(9) 学会动物实验的基本操作。

(10) 观察药物的不同剂量、给药途径对药物作用的影响。

(11) 观察药物的协同和对抗作用并联系其临床应用。

4. 医学影像诊断专业

(1) 解释药物及药理学的概念。

(2) 阐明药物的基本作用类型和作用原理。

(3) 简述药物的体内过程及其对药物作用的影响。

(4) 概述药物方面、机体方面、用药方法等因素对药物作用的影响。

(5) 学会实验动物的捉拿。

(6) 观察药物剂量及给药途径对药物作用的影响。

5. 口腔医学专业

(1) 简述药物的基本作用及药物作用的类型。

(2) 说出药物体内过程、机体内外环境等因素对药物作用的影响。

(3) 简述毒药、麻醉药品、精神药品的概念。

(4) 了解药典及各制剂的特点。

(5) 说出药物剂量、给药途径对药物作用的影响。

## 释　疑

1. 药源性疾病及其分类。

2. 药物与受体结合的方式。

3. 受体作用学说。

4. 是否所有药物都必须按血浆半衰期给药。

5. 细胞膜、生物膜及其主要结构和功能。

6. 坪值及其临床用药意义。

## 习　题

**一、名词解释**

1. 药物　2. 药理学　3. 药效学　4. 药动学　5. 兴奋作用　6. 抑制作用　7. 局部作用　8. 吸收作用　9. 选择作用　10. 副作用　11. 毒性反应　12. 亲和力　13. 内在活性　14. 受体激动剂　15. 受体阻断剂　16. 极量　17. 安全范围　18. $LD_{50}$　19. $ED_{50}$　20. 治疗指数　21. 血浆半衰期　22. 坪值　23. 生物利用度　24. 首次通过效应　25. 药酶诱导剂　26. 药酶抑制剂　27. 个体差异　28. 药物消除　29. 耐受性　30. 耐药性　31. 习惯性　32. 成瘾性　33. 麻醉药品　34. 毒药　35. 剧药　36. 精神药品　37. 药典

**二、单项选择题**

1. 可作用于机体，用于预防、治疗、诊断疾病或用于计划生育的化学物质称为

A. 生药　B. 药物　C. 制剂　D. 剂型　E. 剧药

2. 研究药物与机体间相互作用的科学是

A. 药效学　B. 药动学　C. 药物学　D. 药理学　E. 药剂学

3. 使机体功能活动加强的药物作用称为

A. 苏醒作用　B. 兴奋作用　C. 镇静作用　D. 局部作用　E. 抑制作用

4. 根据药物是否吸收入血，药物作用可分为

A. 防治作用和不良反应　B. 选择作用和普遍细胞作用　C. 局部作用和吸收作用　D. 兴奋作用和抑制作用　E. 副作用和毒性反应

5. 药物的副作用是指

A. 药物剂量过大引起的反应　B. 长期用药所产生的反应　C. 药物在治疗量时产生与防治作用无关的反应　D. 药物产生的毒理作用，是不可预知的反应　E. 属于一种与遗传有关特异反应

6. 药物的副作用是在下列哪种情况下发生的

A. 极量　B. 治疗剂量　C. 最小中毒量　D. 病人体质特异　E. $LD_{50}$

7. 受体激动剂的特点是

A. 具有亲和力　B. 具有内在活性　C. 具有亲和力而无内在活性　D. 兼有亲和力和内在活性　E. 不具有亲和力和内在活性

8. 受体阻断剂的特点是

A. 具有亲和力而没有内在活性、B. 兼有亲和力和内在活性 C. 不具有亲和力和内在活性 D. 具有内在活性而无亲和力 E. 具有较强的亲和力，却仅有微弱的内在活性

9. 脂溶性药物通过生物膜的方式是

A. 简单扩散 B. 膜孔扩散 C. 易化扩散 D. 主动转运 E. 胞饮转运

10. 药物的吸收是指

A. 药物进入胃肠道 B. 药物随血液分布到各组织或器官 C. 药物从给药部位进入血液循环 D. 药物与作用部位结合 E. 静脉给药

11. 药物在体内的生物转化和被机体排出体外统称为

A. 代谢 B. 消除 C. 解毒 D. 灭活 E. 排泄

12. 药物的排泄过程是

A. 药物的解毒过程 B. 药物的重吸收过程 C. 药物的再分布过程 D. 药物的彻底消除过程 E. 以上都不是

13. 药物的肝肠循环可影响

A. 药物作用发生的快慢 B. 药物的药理活性 C. 药物作用持续时间 D. 药物的分布 E. 药物的代谢

14. 药物血浆半衰期是指

A. 药物被机体吸收一半所需的时间 B. 药物在血浆中浓度下降一半所需的时间 C. 药物被代谢一半所需的时间 D. 药物排泄一半所需的时间 E. 药物毒性减小一半所需的时间

15. 药物的半数致死量（$LD_{50}$）是指

A. 抗生素杀死一半细菌的剂量 B. 抗寄生虫药杀死一半寄生虫的剂量 C. 使50%人产生作用的剂量 D. 使50%动物死亡的剂量 E. 致死量的一半

16. 主要影响药物作用强度的是

A. 肝功能 B. 吸收的快慢 C. 药物的性状 D. 药物的剂量 E. 给药方法

17. 药物的安全范围是指

A. 极量和最小中毒量之间的范围 B. 最小有效量与极量之间的范围 C. 常用量与极量之间范围 D. 最小有效量与最小中毒量之间的范围 E. 常用量与最小中毒量之间的范围

18. 当甲药的$LD_{50}$比乙药大，则说明

A. 甲药毒性比乙药小 B. 甲药的毒性比乙药大 C. 甲药的效价比乙药小 D. 甲药的半衰期比乙药长 E. 甲药的作用强度比乙药大

19. 反复应用药物后，人体对药物敏感性降低是为

A. 习惯性 B. 耐受性 C. 成瘾性 D. 耐药性 E. 依赖性

20. 配伍用药的目的

A. 增强疗效 B. 消除毒性反应 C. 增强药物的安全性 D. 增强作用或降低毒性反应 E. 提高疗效或克服不良反应

21. 药物从体内消除的速度决定药物的

A. 药效发生的快慢 B. 不良反应的多少 C. 自消化道吸收的速度 D. 作用强度

和持续时间　E. 临床应用价值的大小

22. 弱酸性药物在碱性环境中

A. 解离度降低　B. 脂溶性增加　C. 易透过血脑屏障　D. 易被肾小管重吸收　E. 经肾排泄加快

23. 在下列哪种情况下，药物易跨膜转运

A. 弱碱性药物在酸性环境中　B. 弱酸性药物在酸性环境中　C. 弱酸性药物在碱性环境中　D. 解离型药物在碱性环境中　E. 解离型药物在酸性环境中

24. 下列哪一种给药方法发生作用最快

A. 皮下注射　B. 肌内注射　C. 静脉注射　D. 口服　E. 皮肤粘膜

25. 药物的生物利用度取决于

A. 药物代谢的方式　B. 药物转运方式　C. 药物的排泄过程　D. 药物的吸收过程　E. 药物的化学结构

26. 当长期应用抗菌药物而出现致病菌对该药的敏感性降低的现象称为

A. 耐受性　B. 耐药性　C. 习惯性　D. 继发反应　E. 成瘾性

27. 治疗量是指

A. 最小有效量　B. 大于最小有效量　C. 小于极量　D. 最小有效量和最小中毒量间的剂量　E. 最小有效量和极量之间的剂量

28. 按药物的 $t_{1/2}$ 间隔给药，约经几个 $t_{1/2}$ 时间药物血浆浓度达到坪值

A. 1 个　B. 3 个　C. 5 个　D. 7 个　E. 9 个

29. 药物作用开始快慢取决于

A. 药物的吸收过程　B. 药物的排泄过程　C. 药物的血浆半衰期　D. 药物的转运方式　E. 以上都不是

30. 药物的首次通过效应影响药物的

A. 作用的强度　B. 持续时间　C. 肝内代谢　D. 肾排泄　E. 药物的消除

**三、多项选择题**

1. 下列对药理学的叙述哪些是对的

A. 阐明药物作用及作用机制是药效学　B. 阐明药物体内过程及规律是药动学　C. 研究药物代谢而分出来的科目叫药动学　D. 药理学是临床药理的简称　E. 药理学是研究药物的不良反应及其给药方法

2. 药物产生毒性反应的原因有

A. 用药剂量过大　B. 用药时间过长　C. 机体对药物敏感性高　D. 特异质　E. 药物的继发反应

3. 药物的不良反应包括

A. 副作用　B. 过敏反应　C. 毒性反应　D. 继发反应　E. 首次通过效应

4. 药物在体内生物转化方式有

A. 氧化　B. 还原　C. 水解　D. 结合　E. 转运

5. 药物的副作用是

A. 药物本身所固有　B. 治疗量时即可发生　C. 可被预测　D. 副作用与治疗作用具有相对性　E. 超过极量时才出现

6. 易化扩散与主动转运相同点

A. 需载体 B. 具有饱和性 C. 具有竞争性抑制现象 D. 需耗能 E. 顺差转运

7. 影响药物分布的因素有

A. 药物的理化性质和体液的 pH B. 药物与血浆蛋白的结合率 C. 药物与组织的亲和力 D. 体内特殊屏障 E. 给药途径

8. 个体差异包括

A. 高敏性 B. 耐受性 C. 耐药性 D. 变态反应 E. 特异质反应

9. 药物与血浆蛋白结合后具有下列哪些特点

A. 分子变大，不易跨膜转运 B. 暂时失去药理活性 C. 不易排泄，维持时间长 D. 不再发挥药理作用 E. 药理作用增强

10. 治疗疾病时用药量

A. 一般不应超过极量 B. 不必考虑极量 C. 必要时可超过极量 D. 绝对不应超过极量 E. 一律用治疗量

11. 药物易化扩散的特点是

A. 需载体 B. 不耗能 C. 顺差转运 D. 逆差转运 E. 有饱和性和竞争性抑制

12. 药物消化道的吸收可通过

A. 口腔粘膜 B. 胃粘膜 C. 小肠 D. 直肠和结肠 E. 肺泡壁

13. 药酶诱导剂

A. 可使另一些药物的半衰期延长 B. 能增强药酶的活性或促进药酶合成 C. 能加速其本身的代谢 D. 能加速另一些药物的代谢 E. 能增强疗效

14. 对成瘾性的叙述不正确的是

A. 病人有精神依赖性 B. 病人对药物不敏感 C. 病人停药后可出现戒断症状 D. 病人对药物的敏感性增加 E. 使用麻醉药品时产生

15. 影响药物脂溶扩散的因素有

A. 药物的解离度 B. 分子极性 C. 药物的脂溶性 D. 载体的数量 E. 水溶性的大小

16. 药物出现毒性作用往往是

A. 其药理作用的延伸 B. 其严重程度随剂量增加而加强 C. 对某些病人在治疗量下也可发生 D. 可迅速发生也可能在长期用药蓄积后逐渐发生 E. 是可以预知的

17. 影响药物作用机体方面的因素包括

A. 年龄、体重 B. 性别 C. 个体差异 D. 病理状态 E. 精神状态

18. 静脉注射的优点是

A. 可避免首次通过效应消除 B. 产生作用快 C. 剂量准确 D. 适用于急救 E. 水溶液、油溶液均可

19. 药物是通过下列哪些机制发挥作用的

A. 改变理化性质 B. 改变酶的活性 C. 影响机体的代谢过程 D. 影响生物膜的功能 E. 影响体内活性物质的合成或代谢

20. 舌下给药的特点是

A. 可避免首次通过效应消除 B. 可避免肝肠循环 C. 可避免胃酸的破坏 D. 吸

收极慢　E. 只适用于脂溶性高、用量小的某些药物

**四、判断题**

1. $LD_{50}$是衡量药物毒性大小的标志，$LD_{50}$越大，药物的毒性越大。

2. 生理情况下细胞内液 pH7.0，细胞外液 pH7.4，因此弱酸性药物在细胞外液中浓度高。

3. 对某药有过敏反应史的患者，当再次应用该药时，可减少剂量以避免过敏反应的发生。

4. 药物引起的过敏反应与药物的剂量和药理作用毫无关系。

5. 药物进入血液循环后，经过肝时被肝代谢失活而使药物在血中浓度降低称为首次通过效应消除。

6. 口服碳酸氢钠治疗代谢性酸中毒为局部作用。

7. 药物血浆半衰期是指药物效应下降一半所需要的时间。

8. 弱酸性药物急性中毒时，可静脉注射碳酸氢钠碱化尿液，加速其排泄。

9. 药物的消除是指药物被机体排出体外的过程。

10. 某些药物久用作用减弱，必须增加剂量才可维持原效，这称为习惯性。

11. 凡是能形成肝肠循环的药物，药物排泄慢，作用持续时间持久。

12. 药物的作用随剂量增加而增强，二者始终保持相应的关系。

13. 药物的 $LD_{50}/ED_{50}$的比值越大，其安全性越小。

14. 药物治疗量愈接近最小中毒量，则其安全范围也就越大。

15. 药物与血浆蛋白结合率越高，则药物发生作用越慢，而维持时间越长。

16. 所有药物在肝被生物转化后，均要失去其药理活性。

17. 弱酸性药物在酸性尿中解离少，在肾小管中重吸收少，所以排泄快。

18. 常用量对大多数病人来说是安全有效的治疗剂量。

19. 由于药物的半衰期各有不同，因此，每日给药三次的方法并不是适用于所有药物。

20. 药物必须经过肝的生物转化后才能被排出体外。

**五、填空题**

1. 研究药物对机体作用及其原理和规律的科学叫____。研究机体对药物作用规律的科学叫____。

2. 药物的基本作用包括____和____。前者是使机体功能活动____，后者是使机体功能活动____。

3. 凡符合用药目的或能达到防治效果的作用叫药物的____。

4. 凡不符合用药目的，用药后出现对机体不利的反应，统称为药物的____。

5. 药物代谢动力学是药理学的一个重要组成部分，其基本过程包括____、____、____、____。

6. 用药物来缓解疾病的症状叫____治疗；用药物来消除致病的原因叫____治疗。

7. 副作用是指药物在____剂量时出现与____目的无关的作用。

8. 机体排泄药物的主要途径是____，其次是____、____等。

9. 药物跨膜转运中的被动转运包括____、____、____。

10. 影响药物吸收的因素有____、____、____、____。

11. 某些口服药物首次通过肠壁和肝时____后，进入体循环的药量____，这称为首次通过效应消除。

12. 药物经体内生物转化和排泄，使药理____消失，血药浓度____的过程称药物的消除。

13. 药物在体内消除方式有____、____。

14. 药物时量关系曲线可分为____、____、____三期。

15. 药物生物转化可分两步进行，第一步包括____、____、____；第二步包括____。

16. 药物在体内按每单位时间恒定比例进行消除，叫____消除。

17. 自胆汁排入十二指肠的药物，在肠中被再吸收，形成____，使药物作用时间明显延长。

18. 两种或两种以上药物合用，如果使作用增强，称为____；如果使作用减弱称为____。

19. 使机体内药物生物转化的主要器官是____，其____是促进药物生物转化的主要酶系统。

20. 治疗指数是指____与____的比值，该数值愈大，说明安全性愈大。

**六、问答题**

1. 简述药物的基本作用？

2. 什么叫药物作用的两重性？

3. 试区分副作用、毒性反应和过敏反应。

4. 简述影响药物作用的主要因素？

5. 何谓血浆半衰期？有何临床意义？

## 答　　案

**【释疑】**

1. 药源性疾病是指人类在治疗用药或诊断用药过程中，因药物或药物相互作用所引起的与治疗目的无关的不良反应，致使机体某一（几）个器官或某一（几）种组织产生功能性或器质性损害而出现的各种临床症状，称为“药源性疾病”。药源性疾病就病因学而言，可分为两大类：一类（或称 A 型药物不良反应）是由于药物的药理作用增强所引起，它是以药物动力学为基础，在单位时间内药物浓度的异常升高，引起的有关器官的不良反应。其特点是：可预测性，与药物剂量有关，发生率较高，但死亡率低。另一类（或称 B 型药物不良反应）是与药物正常药理作用完全无关的异常反应，主要是药物的异常及病人的异常性所引起。其特点是：难预测性，常规药物毒理学筛选不能发现，发生率较低，但死亡率高。

2. 药物与受体结合是化学性的，药物的构型与受体构型互补嵌合，并多数药物通过分子间的吸引力（范德华键）、氢键、离子键等形式结合，是可逆的，药物的效应短暂；少数是通过共价键而牢固地结合，这种结合常是不可逆的，效应强而持久。

（1）范德华键：是两个不同分子的任何两个原子彼此接近时互相吸引而形成的化学键，其结合力较弱。

（2）氢键：是两个氧原子（或一个氧原子和一个氮原子）与一个氢原子的联接。其结合力比范德华键稍强。

（3）离子键：是由电荷相反的离子互相吸引而形成的化学键。其结合有力，但不稳定。

（4）共价键：是由于原子和原子通过共用电子对而产生的结合力。

3．药物与受体相互作用方式有以下几种学说：

（1）占领学说：认为受体必须与药物结合后才被活化，药物效应的大小与被结合（占领）的受体数目成正比。

（2）速率学说：认为药物引起的效应的强弱取决于药物-受体结合物的解离速度。受体激动药与受体结合形成复合物后又迅速解离，每次结合发生碰撞时就提供一个能量来源，产生刺激作用。受体阻断药与受体结合后难解离或不解离，从而占据受体而对抗受体激动药的作用。部分激动药与部分阻断药则处于受体激动药与受体阻断药之间。解离速率是决定药物内在活性的因素之一。

（3）变构学说（二态模型学说）：认为受体有两种构象状态，即活化状态与失活状态，且可互变。活化状态的受体与激动药有亲和力，两者结合时可引起生理效应；失活状态的受体与受体阻断药有亲和力，二者结合后不引起生理效应。

4．药物的半衰期有两种：即血浆半衰期和生物半衰期。前者是指血浆中药物浓度下降一半所需的时间；后者是指药物效应下降一半所需的时间。一般所说的半衰期是指血浆半衰期。大多数药物的两种半衰期相近，因此一般的药物是要按半衰期间隔给药，但杀菌性抗菌药、糖皮质激素、卡托普利、哌唑嗪等，因其生物半衰期比血浆半衰期长，故可将其每次用量加大，给药间隔延长，这样既减少了用药次数，又可达到满意的疗效。如青霉素G的血浆半衰期虽只有0.5～1小时，但青霉素是一个繁殖期杀菌剂，敏感菌经过青霉素G一次给药后短时内即被杀灭，未被杀灭的细菌受青霉素损害后，其生长繁殖能力须经6～8小时才能恢复，故无需按半衰期给药来维持血中有效浓度，可每6～12小时给药一次。利福平的血浆半衰期为4～8小时，可0.45～0.6g，清晨空腹一次顿服；卡托普利的血浆半衰期不足2小时，但每日2～3次给药，可达到满意疗效；哌唑嗪血浆半衰期为3～4小时，但其降压作用可维持12小时以上。对半衰期特别长的药物，如洋地黄毒甙、甲状腺素等，半衰期长达5～7天，如按半衰期给药，血浓度波动太大，造成药物前期中毒，后期无效，因此仍按每日一次给药。

5．细胞膜、生物膜及其主要结构和功能。

药物从给药部位进入血液循环，分布到组织、器官引起药理作用，以及自体内代谢或排泄，都必须通过生物膜。某些药物还可提高或降低生物膜的通透性而发挥作用。因此我们必须熟悉生物膜。

每一细胞表面都包有一层薄膜，称为细胞膜。细胞内的细胞器（线粒体、溶酶体等）细胞核等也有一层膜性结构，这些膜统称为生物膜。细胞膜仅是生物膜的一种，生物膜主要是由脂质（磷脂和胆固醇）、蛋白质和少量糖等物质所组成，其基本结构是以液态脂质双分子层为基架，其中镶嵌着球形蛋白质分子，还含有少量糖链结合在脂质或蛋白质分子上。

（1）脂质双分子层：膜中的脂质大部分是磷脂。磷脂是长杆状的双嗜分子，其一端的磷酸和碱基是亲水性基团，朝向膜的表面或内在表面；另一端的两条脂肪酸烃链是疏水性基团，朝向膜内部而两两相对。脂质双分子层构成了细胞内容物和细胞周围环境之间的一道屏障。

(2) 细胞膜蛋白质：镶嵌于膜的蛋白质分子，有的贯穿脂质双分子层。两端露头在膜的两侧；有的在膜中“扎根”较浅，靠近膜的内、外侧表面，称为表在蛋白。

生物膜能够保持细胞、细胞器、细胞核等结构和生理的完整性，具有转运物质、受体、兴奋传导等功能。

6. 坪值及其临床用药意义。

连续恒速滴注或重复恒量用药，经过4～5个半衰期所达到的稳定而有效的血浓度叫稳态血浓度，又叫坪值。在临床上，当达到坪值时，才能产生满意的疗效。

坪值的临床用药意义是：①等量分次用药时，血浆坪值高低与每日总量成正比，每日总量加大，坪值也升高，因此调整每日总量即可控制坪值的高低。当每日总量不变时，分3次或4次用药，坪值并不变。这样有利于小儿用药，对小儿只规定每日剂量，分几次服用可酌情自定。②等量分次用药时，坪值的高限与低限之间的差距与每次用药成正比，每日的总量不变时，增加给药的次数能减少药物血浆浓度的波动，并不影响坪值高低和达到坪值的时间。因此，对药物有效浓度与中毒浓度较接近的药物，采用分次较多的用药方案是比较安全的。③对病情紧急，临床上需要迅速产生疗效的病例，等量分次用药方案则显较慢，可以采用负荷量-维持量方案，即采取首次用维持量的加倍量，按半衰期的间隔时间给药，即可在一个半衰期内达到坪值，然后再改用维持量。这种负荷量-维持量方案显效迅速，安全性大，值得推广，但它并不适宜半衰期较长的药物。④对肝、肾功能不全患者，由于半衰期可较正常人为长，达到坪值的时间也较长，坪值的数值也较正常人明显增大，因此必须要减量并延长给药间隔时间。

**【习题】**

**一、名词解释**

1. 药物：药物是指作用于机体用以于预防、治疗、诊断疾病或用于计划生育的化学物质。

2. 药理学：药理学是研究药物与机体（包括病原体）相互作用的规律及其机制的一门科学。

3. 药效学：主要是研究药物对机体的作用和作用机制。

4. 药动学：主要研究机体对药物的影响，即研究药物在机体内的吸收、分布、代谢和排泄等过程中血浆药物浓度的变化规律。

5. 兴奋作用：使机体功能活动加强的药物作用称为兴奋作用。

6. 抑制作用：使机体功能活动减弱的药物作用称为抑制作用。

7. 局部作用：是指药物在吸收入血之前，在用药部位所出现的作用。

8. 吸收作用：是指药物被吸收入血，随血液循环分布到各组织或器官后所出现的作用。

9. 选择作用：药物进入机体后，对各组织器官的作用强度是不完全相同的，只对少数器官或组织发生比较明显的作用，这种作用称为药物的选择作用。

10. 副作用：是指药物在治疗量时出现的与防治作用无关的作用。

11．毒性反应：是指用药剂量过大或用药时间过长或某些高敏性病人所引起的对机体有明显损害的反应。

12．亲和力：是指药物与受体结合的能力。它决定药物作用的强度。

13．内在活性：是指药物与受体结合能激动受体引起生理效应的能力。它决定药物作用的性质。

14．受体激动剂：又称为受体兴奋剂，是指对受体具有亲和力又有内在活性的药物。

15．受体阻断剂：又称为受体拮抗剂，是指与受体具有亲和力，但没有内在活性的药物。

16．极量：即最大治疗量，是治疗量的最大限度。超过极量有中毒的可能。

17．安全范围：是指最小有效量和最小中毒量之间的范围。

18．半数致死量（$LD_{50}$）：它是在一组（或群）动物中引起半数动物死亡的药物剂量。

19．半数有效量（$ED_{50}$）：它是在一组（或群）动物中能引起半数动物出现疗效指标的药物剂量。

20．治疗指数：是半数致死量与半数有效量的比值（$LD_{50}/ED_{50}$），其比值愈大表示该药愈安全，反之则否。

21．血浆半衰期：血浆中药物浓度下降一半所需要的时间。

22．坪值：药物吸收量与消除量达到平衡，药物的血浆浓度相对地稳定在一定的水平，称为坪值（又称稳态血浓度）。

23．生物利用度：是指药物制剂能被机体吸收利用的程度。

24．首次通过效应：又称第一关卡效应，是指某些口服药物首次通过经肠粘膜及肝时大部分被代谢灭活，致使进入体循环的药量明显减少的现象。

25．药酶诱导剂：是指能增强药酶活性或加速药酶合成，能使药物本身和另一些药物代谢加速的药物。

26．药酶抑制剂：是指能抑制药酶活性或减少药酶合成，使其本身或某些药物代谢减慢的药物。

27．个体差异：在年龄、性别、体重等相同或相似的情况下，大多数人对药物的反应是相似的，但有少数人表现不同，甚至有质的改变。

28．药物消除：药物经生物转化和排泄使药理活性消失，血药浓度降低的过程称为药物消除。

29．耐受性：耐受性是指由于反复使用药物后，机体对药物的敏感性的降低，此时必须加大剂量才能出现应有的疗效。

30．耐药性（或抗药性）：病原体对药物产生的耐受性称为耐药性。

31．习惯性：习惯性是由于反复使用某些药物后，病人对药物产生精神上的依赖。产生习惯性后，如果中断用药，病人会产生不适，并渴望再次用药。

32．成瘾性：连续用药后，病人对药物产生物质依赖性，当停药后会产生戒断症状，称为成瘾性。

33．麻醉药品：是指能使病人产生成瘾性的毒药和剧药，应区别于具有麻醉作用的药物。

34．毒药：系指作用强烈，毒性极大，极量与致死量很接近，超过极量即可能引起中毒或死亡的药物。

35. 剧药：系指作用强烈，毒性较大，极量与致死量比较接近，超过极量时，可严重危害人体健康，甚至引起死亡的药物。

36. 精神药品：精神药品系直接作用于中枢神经系统，使之兴奋或抑制，连续使用可产生依赖性的药品。

37. 药典：药典是国家颁布有关药物标准的法定书籍。

二、单项选择题

1.B 2.D 3.B 4.C 5.C 6.B 7.D 8.A 9.A 10.C 11.B 12.D 13.C 14.B 15.D 16.D 17.D 18.A 19.B 20.E 21.D 22.E 23.B 24.C 25.D 26.B 27.E 28.C 29.A 30.A

三、多项选择题

1.AB 2.ABC 3.ABCD 4.ABCD 5.ABCD 6.ABC 7.ABCD 8.ABDE 9.ABC 10.AC 11.ABCE 12.ABCD 13.BCD 14.ABD 15.ABC 16.ABCDE 17.ABCDE 18.ABCD 19.ABCDE 20.ACE

四、判断题

1.× 2.√ 3.× 4.√ 5.× 6.× 7.× 8.√ 9.× 10.× 11.√ 12.× 13.× 14.× 15.√ 16.× 17.× 18.√ 19.√ 20.×

五、填空题

1. 药效学　药动学
2. 兴奋作用　抑制作用　加强　减弱
3. 防治作用
4. 不良反应
5. 吸收　分布　生物转化　排泄
6. 对症　对因
7. 治疗　防治作用
8. 肾　胆汁　乳汁
9. 简单扩散（或脂溶扩散）　膜孔扩散　易化扩散
10. 药物的制剂　吸收环境　首次通过效应　生物利用度
11. 被代谢灭活　显著减少
12. 活性　降低
13. 恒比消除　恒量消除
14. 潜伏期　持续期　残留期
15. 氧化　还原　水解　结合
16. 一级动力学
17. 肝肠循环
18. 协同作用　拮抗作用
19. 肝　药酶
20. $LD_{50}$　$ED_{50}$

## 六、问答题

1. 简述药物的基本作用。

首先应该明确的是：任何药物的作用都是通过影响机体（或病原体）原有生理生化功能的基础上产生的，药物只能改变机体原有功能而不能使机体产生新的功能活动。而药物的作用对原有功能活动的影响不外乎是使机体功能活动增强或减弱。因此，药物作用于机体所表现的形式虽多种多样，但其基本作用是“兴奋作用”和“抑制作用”。

应该强调的是：药物表现的兴奋和抑制在一定条件下可以互相转化。掌握兴奋和抑制的对立和统一，以及可发生转化的辨证关系，则是我们正确使用药物的重要原则。

2. 什么叫药物作用的两重性。

与其它事物相同，药物作用也是一分为二的，既可产生对机体有益的治疗作用，也可产生对机体有害的不良反应，这就是药物作用的两重性。临床用药时，既要充分发挥药物的治疗作用，又要避免或减少药物不良反应的发生；当二者发生矛盾，不良反应可能十分严重时，就要权衡利弊得失，或考虑联合用药或考虑停药。

3. 试区分副作用、毒性反应和过敏反应

副作用、毒性反应和过敏反应都是药物的不良反应，根据用药的剂量、用药时间、机体状况和对机体的危害程度而区分。

副作用是指在治疗剂量时伴随着药物的治疗作用而产生的一类不良反应，但一般都较轻微，对机体危害不大的可逆性功能变化。它是药物所固有的药理作用，因而其产生是可以预料到的，且与机体体质是否特异无关。避免或减少副作用发生的办法是合并用药。

毒性反应一般是指药物剂量过大、用药时间过久或高敏性所引起的对机体有明显功能性或器质性的损害反应。它一般是药理作用的加重，因此，和副作用一样，其发生也是可以预料到的，且与遗传因素无关。避免毒性反应发生的办法是用药时注意用药剂量或用药时间或病人的肝肾功能。

过敏反应不同于副作用、毒性反应，它是极少数体质特异的患者对药物发生的一种病理性免疫反应。它的发生与遗传因素密切相关，而与用药剂量或药物本身的毒性反应大小无关，也与患者的年龄、性别无关，且不易预知。避免过敏反应发生的措施是在应用易发生过敏的药物前进行药物过敏试验。

4. 简述影响药物作用的主要因素

影响药物作用的因素包括药物的体内过程、药物方面、机体方面和用药方法方面等因素。

药物的体内过程方面主要因素包括：①药物的跨膜转运；②药物的吸收；③药物在体内的分布；④药物的生物转化；⑤药物的排泄；⑥药物的消除与蓄积。

药物方面的因素主要包括：①药物的化学结构；②药物的剂型；③药物的剂量。

机体方面的因素主要包括：①年龄与体重；②性别；③个体差异；④病理状态；⑤精神状态。

用药方法方面的因素包括：①给药途径；②给药时间和次数；③反复用药；④联合用。

5. 何谓血浆半衰期？有何临床意义？

血浆半衰期是指药物在血浆中的浓度下降一半所需要的时间。血浆半衰期的临床意义为：①用来制定合理的用药间隔，在临床上，根据血浆半衰期的长短决定给药间隔时间，既可保证血药浓度维持在满意治疗水平，又可避免毒性反应的发生。大多数药物的用药间隔应约等于半衰期。②估计药物达到稳态血浓度的时间。重复恒量给药，经过4～5个半衰期，药物血浓度可达稳态血浓度的95%左右，这时可认为药物已在体内达到有效血浓度。③估计体内药物或毒物的残存量。在药物或毒物中毒时，经过4～5个半衰期，体内药物或毒物消除可达95%左右，这时可认为体内药物或毒物已基本消除。

（董其庆　曹淑敏）

# 第二章　传出神经系统药

## 目标要求

1. 社区医学专业　简述传出神经递质、受体的类型、分布及其效应，传出神经系统药物的作用方式及其分类。比较毛果芸香碱、新斯的明的作用特点及应用；解释阿托品的作用、用途、不良反应及其防治；比较东莨菪碱和丙胺太林的作用特点及其应用。解释肾上腺素、去甲肾上腺素、异丙肾上腺素的作用、用途、不良反应及其防治；简述多巴胺、麻黄碱、间羟胺、去氧肾上腺素、酚妥拉明的作用特点及用途。概述传出神经系统药在抗休克治疗中的应用。

2. 妇幼卫生专业　同“社区医学”。

3. 药剂专业　简述传出神经的分类及递质的体内过程。叙述传出神经的受体及其兴奋效应。分析传出神经药的作用方式和药物分类。阐述阿托品的作用、用途、不良反应及禁忌证。简述毛果芸香碱、新斯的明、山莨菪碱、溴化丙胺太林的作用和用途。解释肾上腺素、去甲肾上腺素、异丙肾上腺素的作用、用途、不良反应、禁忌证。叙述间羟胺、多巴胺、多巴酚丁胺的作用特点和应用。说明有机磷中毒时的解毒原理。比较酚妥拉明、普萘洛尔的作用和应用。

4. 医学影像诊断专业　简述传出神经的分类、受体的种类及其效应。阐述阿托品的作用、用途、不良反应及禁忌证。比较肾上腺素、多巴胺、去甲肾上腺素、间羟胺、异丙肾上腺素的作用特点和应用。

5. 口腔医生专业　说出传出神经递质、受体类型和效应。述说抗胆碱药和肾上腺素受体激动药的作用、用途、不良反应等。

## 释　疑

1. G蛋白。

2. 房水的生成与循环。

3. 胺泵。

4. 磷酸二酯酶。

# 习　题

## 一、单项选择题

1. 能选择性地与毒蕈碱结合的胆碱受体为

A. M 受体　B. N 受体　C. α 受体　D. β 受体　E. DA 受体

2. 去甲肾上腺主要激动的受体是

A. M 受体　B. N 受体　C. α 受体　D. β 受体　E. DA 受体

3. 中途不交换神经元的传出神经是

A. 交感神经　B. 副交感神经　C. 运动神经　D. 植物神经　E. 以上都不是

4. 外周胆碱能神经合成与释放的递质是

A. 胆碱　B. 乙酰胆碱　C. 琥珀胆碱　D. 氨酰胆碱　E. 烟碱

5. 外周去甲肾上腺能神经合成与释放的递质是

A. 肾上腺素　B. DA　C. NA　D. 异丙肾上腺素　E. 麻黄碱

6. 效应器的 α 受体激动时不会直接引起

A. 血管收缩　B. 支气管收缩　C. 括约肌收缩　D. 瞳孔缩小　E. 唾液分泌

7. 效应器的 β 受体激动时一般不会引起

A. 心脏兴奋　B. 血管收缩　C. 平滑肌松弛　D. 脂肪分解　E. 糖原分解

8. $N_2$ 受体主要存在于

A. 植物神经节　B. 肾上腺髓质　C. 睫状肌　D. 骨骼肌　E. 括约肌

9. M 受体激动时可使

A. 皮肤、粘膜血管扩张　B. 瞳孔散大　C. 睫状肌松弛　D. 糖原分解　E. 脂肪分解

10. 去甲肾上腺素能神经递质 NA 释放后作用消失的主要原因是

A. 被 ChE 破坏　B. 被 MAO 破坏　C. 被 COMT 破坏　D. 被神经末梢摄取　E. 由肾排出

11. 胆碱能神经递质 Ach 释放后作用消失的主要原因是

A. 被 ChE 破坏　B. 被 MAO 破坏　C. COMT 破坏　D. 被神经末梢摄取　E. 由肾排出

12. 根据递质的不同，将传出神经分为

A. 运动神经与植物神经　B. 交感神经与副交感神经　C. 胆碱能神经与去甲肾上腺素能神经　D. 中枢神经与外周神经　E. 感觉神经与运动神经

13. 释放 NA 的去甲肾上腺能神经是

A. 运动神经　B. 绝大部分交感神经的节后纤维　C. 绝大部分副交感神经的节后纤维　D. 交感神经的节前纤维　E. 副交感神经的节前纤维

14. 在骨骼肌血管平滑肌细胞膜上

A. 有 α 受体、β 受体，无 M 受体　B. 有 α 受体、M 受体及 β 受体　C. 有 α 受体、M 受体，无 β 受体　D. 有 α 受体，无 M 受体及 β 受体　E. 有 M 受体，无 α 受体及 β 受体

15. M 受体被激动时可产生何效应？

A. 眼虹膜上的辐射肌收缩　B. 眼虹膜上的环状肌收缩　C. 上眼睑回缩　D. 眼结

膜血管收缩　E. 眼睫状肌松弛

16. 激动突触前膜的 $\alpha_2$ 受体可引起

A. 瞳孔散大　B. 血压升高　C. 肾上腺素释放增加　D. 去甲肾上腺素释放减少　E. 支气管平滑肌收缩

17. 激动β受体可引起

A. 心脏兴奋，皮肤、粘膜和内脏血管收缩　B. 心脏兴奋、血压下降、瞳孔缩小　C. 支气管收缩、冠状血管扩张　D. 代谢率增高、支气管扩张、瞳孔缩小　E. 心脏兴奋、支气管扩张、糖原分解

18. M 样作用的表现是

A. 血压升高，眼压降低　B. 心脏兴奋、血管扩张、平滑肌松弛　C. 心脏抑制、腺体分泌增加，平滑肌收缩　D. 骨骼肌兴奋　E. 血管收缩，瞳孔散大

19. 阻断植物神经节的 N 受体可引起

A. 唾液分泌增加　B. 血压下降　C. 胃肠蠕动增加　D. 呼吸肌麻痹　E. 重症肌无力

20. 体内合成去甲肾上腺素的基本原料是

A. 肾上腺素　B. α-甲基多巴　C. 酪氨酸　D. 二羟扁桃酸　E. α-甲基多巴胺

21. 直接激动 M 受体的药物是

A. 新斯的明　B. 毒扁豆碱　C. 吡斯的明　D. 毛果芸香碱　E. 加兰他敏

22. 直接激动 $N_2$ 受体的药物是

A. 新斯的明　B. 毒扁豆碱　C. 东莨菪碱　D. 毛果芸香碱　E. 以上皆否

23. 治疗闭角型青光眼最好选用

A. 乙酰胆碱　B. 毛果芸香碱　C. 新斯的明　D. 吡斯的明　E. 加兰他敏

24. 治疗胃肠绞痛最好选用

A. 毛果芸香碱　B. 阿托品　C. 后马托品　D. 加兰他敏　E. 以上都不宜选用

25. 治疗手术后肠麻痹及膀胱麻痹最好用

A. 毒扁豆碱　B. 新斯的明　C. 加兰他敏　D. 乙酰胆碱　E. 以上皆否

26. 新斯的明禁用于

A. 肠麻痹　B. 重症肌无力　C. 尿潴留　D. 阵发性室上性心动过速　E. 支气管哮喘

27. 治疗胆绞痛宜首选

A. 阿托品　B. 哌替啶　C. 阿司匹林＋阿托品　D. 阿托品＋哌替啶　E. 丙胺太林

28. 阿托品可引起的不良反应不包括

A. 视近物模糊　B. 口干　C. 恶心、呕吐　D. 心跳过速　E. 皮肤潮红

29. 阿托品不会引起

A. 瞳孔扩大　B. 视近物模糊　C. 眼压降低　D. 心跳过速　E. 皮肤干燥

30. 毛果芸香碱的缩瞳机制是

A. 阻断虹膜开大肌上的α受体，使其松弛　B. 阻断虹膜括约肌上的 M 受体，使其收缩　C. 激动虹膜开大肌上的α受体，使其收缩　D. 激动虹膜括约肌上的 M 受体，使

其收缩　E. 抑制胆碱酯酶，使乙酰胆碱增多

31. 新斯的明用于治疗重症肌无力是因为

A. 对中枢的兴奋作用　B. 增加乙酰胆碱的合成　C. 兴奋骨骼肌中的 M 受体　D. 抑制胆碱酯酶和兴奋骨骼肌　E. 以上皆否

32. 关于加兰他敏正确的叙述是

A. 有很强的抗胆碱酯酶作用　B. 不能透过血脑屏障　C. 适用于癫痫的治疗　D. 用于支气管哮喘　E. 适用于脊髓灰质炎后遗症及重症肌无力的治疗

33. 阿托品用于麻醉前给药的主要目的是

A. 增强麻醉药的作用　B. 兴奋呼吸中枢　C. 预防心动过缓　D. 减少呼吸道腺体分泌　E. 松弛胃肠平滑肌

34. 阿托品所呈现的与阻断 M 受体无关的作用是

A. 松弛平滑肌　B. 抑制腺体分泌　C. 加快心率　D. 升高眼压　E. 解除小血管痉挛

35. 阿托品禁用于

A. 麻醉前给药　B. 胃肠绞痛　C. 心动过缓　D. 青光眼　E. 膀胱刺激症状

36. 东莨菪碱治疗震颤麻痹主要是由于

A. 外周性抗胆碱作用　B. 中枢性抗胆碱作用　C. 直接松弛骨骼肌作用　D. 血管扩张作用　E. 运动神经终板膜持久的除极化作用

37. 654-2 抗感染性休克主要是因它能

A. 抑制迷走神经、加快心跳　B. 扩张血管、改善微循环　C. 松弛支气管平滑肌　D. 兴奋中枢　E. 收缩血管、升高血压

38. 有机磷中毒的原理是

A. 抑制 ChE　B. 激活 ChE　C. 抑制磷酸二酯酶　D. 激活磷酸二酯酶　E. 抑制腺苷酸环化酶

39. 治疗有机磷中毒，阿托品不能缓解的症状是

A. 中枢症状　B. 消化道症状　C. 骨骼肌震颤　D. 呼吸困难　E. 出汗

40. 某农民在应用对硫磷杀虫时未注意防护，发生了中度中毒症状，恶心、呕吐、腹痛、腹泻、血压升高、骨骼肌震颤，宜立即肌内注射

A. 阿托品 1mg　B. 阿托品 10mg　C. 碘解磷定 1.2g　D. 阿托品 3mg＋氯磷定 0.75g　E. 阿托品 3mg＋碘解磷定 1g

41. 某有机磷中毒患者，经反复大量注射阿托品后，原有症状消失，但又出现心悸、兴奋、瞳孔极度扩大、视近物模糊、排尿困难等症状，这时应该

A. 继续用原剂量阿托品治疗，以免复发　B. 改用大剂量东莨菪碱治疗，以缓解新出现的症状　C. 用适量毛果芸香碱对抗新出现的症状　D. 改用新斯的明对抗新出现的症状　E. 以上都不是

42. 下述哪个药物是 $N_2$ 受体阻断药

A. 新斯的明　B. 美加明　C. 筒箭毒碱　D. 酚苄明　E. 酚妥拉明

43. 防治腰麻及硬膜外麻醉引起的低血压状态宜选用

A. 肾上腺素　B. 去甲肾上腺素　C. 麻黄碱　D. 异丙肾上腺素　E. 多巴胺

44. 用于鼻粘膜充血水肿的首选药物是

A. 肾上腺素 B. 去甲肾上腺素 C. 麻黄碱 D. 异丙肾上腺素 E. 多巴胺

45. 用于上消化道出血的首选药物是

A. 肾上腺素 B. 去甲肾上腺素 C. 麻黄碱 D. 异丙肾上腺素 E. 以上都不是

46. 酚妥拉明扩张血管的作用是由于

A. 激动α受体 B. 激动DA受体 C. 激动$\beta_2$受体 D. 阻断M受体 E. 阻断α受体

47. 对中枢兴奋作用较强，且又能促进递质释放的药物是

A. 肾上腺素 B. 去甲肾上腺素 C. 麻黄碱 D. 异丙肾上腺素 E. 多巴胺

48. 异丙肾上腺素扩张血管的作用是由于

A. 激动α受体 B. 激动DA受体 C. 激动$\beta_2$受体 D. 阻断M受体 E. 阻断α受体

49. 下列何药适用于诊断嗜铬细胞瘤

A. 阿托品 B. 肾上腺素 C. 酚妥拉明 D. 普萘洛尔 E. 山莨菪碱

50. 下列药物中不适用于抗休克的是

A. 阿托品 B. 多巴胺 C. 新斯的明 D. 间羟胺 E. 酚妥拉明

51. 可升高血压而减慢心率的药物是

A. 阿托品 B. 肾上腺素 C. 异丙肾上腺素 D. 去甲肾上腺素 E. 以上都不是

52. 下列何者不是肾上腺素的禁忌证

A. 高血压 B. 心跳骤停 C. 器质性心脏病 D. 甲亢 E. 糖尿病

53. 治疗过敏性休克应首选

A. 肾上腺素 B. 去甲肾上腺素 C. 多巴胺 D. 异丙肾上腺素 E. 酚妥拉明

54. 治疗量静脉注射后心率明显加快，收缩压升高，舒张压下降，总外周阻力明显降低的药物是

A. 间羟胺 B. 异丙肾上腺素 C. 多巴胺 D. 去甲肾上腺素 E. 肾上腺素

55. 伴尿量减少，心收缩力减弱的感染中毒性休克宜选用

A. 肾上腺素 B. 去甲肾上腺素 C. 麻黄碱 D. 多巴胺 E. 甲氧胺

56. 能翻转肾上腺素升压作用的药物是

A. 间羟胺 B. 普萘洛尔 C. 阿托品 D. 酚妥拉明 E. 毒扁豆碱

57. 静脉滴注剂量过大易致肾功能衰竭的药物是

A. 肾上腺素 B. 异丙肾上腺素 C. 去甲肾上腺素 D. 多巴胺 E. 麻黄碱

58. 静脉滴注时漏出血管外可致局部组织缺血坏死的药物是

A. 肾上腺素 B. 去甲肾上腺素 C. 异丙肾上腺素 D. 多巴胺 E. 麻黄碱

59. 肾上腺素与局麻药合用于局麻的主要目的是

A. 使局部血管收缩而止血 B. 延长局麻作用时间，防止吸收中毒 C. 防止过敏性休克 D. 防止低血压发生 E. 以上都不是

60. 常用于治疗房室传导阻滞的药物是

A. 肾上腺素 B. 去甲肾上腺素 C. 异丙肾上腺素 D. 间羟胺 E. 普萘洛尔

61. 能对抗去甲肾上腺素缩血管作用的药是

A. 酚妥拉明 B. 阿托品 C. 普萘洛尔 D. 多巴胺 E. 麻黄碱

62. 短时间内反复给麻黄碱后出现快速耐受性是由于

A. 受体被阻断 B. 阻断了神经节冲动的传导 C. 代偿性副交感神经功能增强 D. 儿茶酚胺分解增多 E. NA 能神经递质储存减少

63. 去甲肾上腺素减慢心率是由于

A. 直接抑制心脏传导 B. 降低外周阻力 C. 血压升高引起的继发性效应 D. 激动突触前膜 $\beta_2$ 受体 E. 抑制心血管中枢

64. 异丙肾上腺素

A. 支气管哮喘患者长期应用可产生耐受性 B. 明显激动外周血管 α-受体 C. 减慢心率 D. 使舒张压升高 E. 以上都不是

65. 异丙肾上腺素治疗哮喘时常见的不良反应是

A. 体位性低血压 B. 心动过速 C. 脑血管意外 D. 中枢兴奋 E. 腹泻

66. 对酚妥拉明和普萘洛尔的作用都能对抗的药物是

A. 异丙肾上腺素 B. 肾上腺素 C. 间羟胺 D. 舒喘宁 E. 去氧肾上腺素

67. 对下列药理作用的叙述，哪一项是错误的

A. 异丙肾上腺素激动 $\beta_1$ 与 $\beta_2$ 受体 B. 舒喘宁可选择地激动 $\beta_2$ 受体 C. 麻黄碱激动 α、$\beta_1$、$\beta_2$ 受体 D. 普萘洛尔只阻断心脏的 $\beta_1$ 受体 E. 多巴胺激动 α、$\beta_1$、DA 受体

68. 异丙肾上腺素的主要药理作用是

A. 兴奋心脏，升高收缩压与舒张压，并兴奋支气管平滑肌 B. 抑制心脏，降低收缩压与舒张压，并兴奋支气管平滑肌 C. 兴奋心脏，降低收缩压与舒张压，并松弛支气管平滑肌 D. 兴奋心脏，升高收缩压，降低舒张压，并松弛支气管平滑肌 E. 以上都不是

69. 普萘洛尔的禁忌证为

A. 高血压 B. 过速型心律失常 C. 心绞痛 D. 支气管哮喘 E. 以上都不是

70. 即有 β 受体阻断作用，又有膜稳定作用，无内在拟交感活性的药物是

A. 普萘洛尔 B. 噻吗洛尔 C. 美托洛尔 D. 阿替洛尔 E. 吲哚洛尔

71. 普萘洛尔可用于

A. 支气管哮喘 B. 传导阻滞 C. 心力衰竭 D. 低血压 E. 以上都不可用

**二、多项选择题**

1. 外周传出神经递质包括

A. 乙酰胆碱 B. 去甲肾上腺素 C. 组胺 D. 肾上腺素 E. 5-羟色胺

2. 可受药物影响的传出神经递质的体内过程包括

A. 合成 B. 贮存 C. 释放 D. 摄取 E. 破坏

3. 神经递质的合成部位有

A. 囊泡内 B. 胞浆内 C. 细胞外 D. 细胞内 E. 突触间隙

4. 合成去甲肾上腺素所需的酶有

A. 酪氨酸羟化酶 B. 多巴脱羧酶 C. 多巴胺-β-羟化酶 D. 单胺氧化酶 E. 儿茶酚氧位甲基转移酶

5. 破坏去甲肾上腺素的酶有

A. 酪氨酸羟化酶 B. 多巴脱羧酶 C. 单胺氧化酶 D. 苯乙醇胺-N-甲基转移酶

E. 儿茶酚氧化甲基转移酶

6. 胆碱能神经包括

A. 运动神经 B. 植物神经节前纤维 C. 副交感神经节后纤维 D. 小部分交感神经节后纤维 E. 大部分交感神经节后纤维

7. 受胆碱能神经优势支配的组织有

A. 窦房结 B. 支气管平滑肌 C. 胃肠平滑肌 D. 膀胱平滑肌 E. 睫状肌

8. 受肾上腺素能神经支配的组织有

A. 心肌 B. 支气管平滑肌 C. 腺体 D. 骨骼肌 E. 血管平滑肌

9. 血管上的受体包括

A. $\alpha_1$ 受体 B. $\alpha_2$ 受体 C. $\beta_2$ 受体 D. M 受体 E. DA 受体

10. 分布在突触前膜上的主要受体有

A. $\alpha_1$ 受体 B. $\alpha_2$ 受体 C. $\beta_1$ 受体 D. $\beta_2$ 受体 E. $M_2$ 受体

11. 去甲肾上腺素能神经递质的作用有

A. 加强骨骼肌的收缩力 B. 加强心肌收缩力 C. 收缩胃肠道括约肌 D. 收缩虹膜辐射肌 E. 收缩膀胱逼尿肌

12. 胆碱能神经递质的作用有

A. 抑制心脏 B. 松弛胃肠道平滑肌 C. 兴奋植物神经节 D. 抑制虹膜括约肌 E. 兴奋骨骼肌

13. 外周突触后膜 M 受体激动时可引起

A. 心血管抑制 B. 胃肠、支气管平滑肌兴奋 C. 腺体分泌 D. 脂肪分解 E. 瞳孔缩小

14. 外周突触后膜 N 受体激动可引起

A. 汗液分泌减少 B. 冠状血管扩张 C. 植物神经节兴奋 D. 肾上腺髓质分泌 E. 骨骼肌收缩

15. 外周突触后膜 α 受体激动时可引起

A. 血管收缩 B. 支气管收缩 C. 胃肠括约肌收缩 D. 瞳孔扩大 E. 腺体分泌

16. 外周突触后膜 β 受体激动时可引起

A. 支气管收缩 B. 胃肠肌松弛 C. 心脏抑制 D. 血糖升高 E. 血管扩张

17. 突触前膜上受体的作用为

A. $\alpha_2$ 受体激动，抑制递质释放 B. $\beta_2$ 受体激动，促进递质释放 C. $\alpha_2$ 受体阻断，促进递质释放 D. $\beta_2$ 受体阻断，抑制递质释放 E. $M_2$ 受体阻断，促进递质释放

18. 可把膜受体与酶联在一起的蛋白质是

A. Gp B. Gs C. Gi D. GTP E. GABA

19. 传出神经药的拟似作用的产生可以通过

A. 激动受体 B. 促进递质合成 C. 促进递质释放 D. 阻断突触前膜的 $\alpha_2$、$M_2$ 受体 E. 抑制胆碱酯酶

20. 呈现拟胆碱作用的药物包括

A. M 受体激动药 B. N 受体激动药 C. 胆碱酯酶抑制药 D. 胆碱酯酶复活药 E. 兴奋突触前膜 $\beta_2$ 受体的药物

21. 胆碱受体激动药包括

A. 乙酰胆碱 B. 毒蕈碱 C. 毛果芸香碱 D. 小量烟碱 E. 筒箭毒碱

22. 胆碱酯酶抑制药包括

A. 新斯的明 B. 吡斯的明 C. 毒扁豆碱 D. 有机磷 E. 加兰他敏

23. 毛果芸香碱对眼的作用有

A. 缩小瞳孔 B. 降低眼压 C. 调节痉挛 D. 导致近视 E. 屈光度增大

24. 毛果芸香碱可用于治疗

A. 闭角型青光眼 B. 开角型青光眼 C. 胃肠肌痉挛 D. 阿托品中毒 E. 虹膜睫状体炎

25. 新斯的明的作用原理是

A. 抑制胆碱酯酶 B. 直接激动 $N_2$ 受体 C. 直接激动 $N_1$ 受体 D. 促进递质合成 E. 促进运动神经末梢释放乙酰胆碱

26. 新斯的明的作用包括

A. 松弛支气管平滑肌 B. 减慢心率 C. 降低眼压 D. 兴奋骨骼肌 E. 促进腺体的分泌

27. 新斯的明的适应证有

A. 胃、肠、膀胱麻痹 B. 阵发性室上性心动过速 C. 青光眼 D. 阿托品中毒 E. 重症肌无力

28. 对新斯的明错误的叙述是

A. 系人工合成品 B. 口服易吸收 C. 易透过血脑屏障 D. 对眼的作用强 E. 对骨骼肌的作用强

29. 新斯的明禁用于

A. 机械性肠梗阻 B. 机械性尿路梗阻 C. 支气管哮喘 D. 心动过速 E. 胃肠痉挛

30. 可用于治疗重症肌无力的药物有

A. 东莨菪碱 B. 新斯的明 C. 吡斯的明 D. 加兰他敏 E. 毛果芸香碱

31. 可用于治疗青光眼的药物有

A. 毛果芸香碱 B. 毒扁豆碱 C. 新斯的明 D. 苯肾上腺素 E. 酚妥拉明

32. 新斯的明过量可引起

A. 恶心、呕吐 B. 腹痛 C. 心动过缓 D. 呼吸困难 E. 肌肉震颤

33. 禁用于青光眼病人的药物有

A. 东莨菪碱 B. 山莨菪碱 C. 琥珀胆碱 D. 苯肾上腺素 E. 后马托品

34. 阿托品的抗胆碱作用可用于治疗

A. 胃十二指肠、溃疡病 B. 胆绞痛 C. 房室传导阻滞 D. 心跳骤停 E. 有机磷中毒

35. 阿托品中毒时常引起

A. 中枢兴奋 B. 皮肤干燥 C. 体温升高 D. 眼压升高 E. 视近物模糊

36. 东莨菪碱

A. 抑制腺体分泌作用较强 B. 对心脏作用较弱 C. 常抑制呼吸中枢 D. 可防晕

止吐 E. 禁用于休克患者

37. 应用阿托品时应注意

A. 青光眼患者禁用 B. 前列腺肥大患者禁用 C. 心动过缓者不宜用 D. 用量因病而异 E. 体温在39℃以上的病人，如需用阿托品时，宜先降温，后用阿托品

38. 山莨菪碱的作用有

A. 抑制胃肠肌 B. 收缩支气管 C. 抑制腺体 D. 扩大瞳孔 E. 扩张血管

39. 通过阻断M受体而治疗有机磷中毒的药物

A. 阿托品 B. 东莨菪碱 C. 山莨菪碱 D. 筒箭毒碱 E. 琥珀胆碱

40. 治有机磷中毒时阿托品化的主要指征有

A. 骨骼肌震颤消失 B. 瞳孔扩大 C. 意识好转 D. 皮肤变干，颜面红热 E. 腺体分泌减少，肺啰音减少或消失

41. 阿托品适用于治疗

A. 心动过缓 B. 心跳骤停 C. 房室传导阻滞 D. 感染性休克的血管痉挛期 E. 阿斯综合征

42. 东莨菪碱的特点为

A. 镇静大脑 B. 抗晕动症 C. 抗震颤麻痹 D. 有麻醉作用 E. 可扩张血管

43. 适用于抗震颤麻痹的药物有

A. 东莨菪碱 B. 左旋多巴 C. 安坦 D. 阿托品 E. 氯丙嗪

44. 对山莨菪碱叙述正确的是

A. 合成品654-2 B. 毒性比阿托品大 C. 可用于抗感染性休克 D. 降低颅内压 E. 青光眼禁用

45. 碘解磷定和氯解磷定解救有机磷中的原理主要

A. 阻断M受体，解除M样症状 B. 阻断N受体，解除N样症状 C. 与游离的有机磷结合，解除其毒性 D. 使被有机磷抑制的胆碱酯酶复活 E. 与Ach结合，使Ach失去活性

46. 碘解磷定和氯解磷定相比较

A. 后者疗效比前者高 B. 前者不良反应比后者多 C. 后者用法比前者方便 D. 前者在水中溶解度比后者低 E. 后者的常用量比前者小

47. 除极化型肌松药的特点是

A. 选择性地与$N_2$受体结合 B. 产生突触后膜持续除极化 C. 肌松前出现短时间肌束颤动 D. 可升高眼内压 E. 中毒时不能用新斯的明解救

48. 非除极化型肌松药的特点是

A. 选择性地与$N_2$受体结合 B. 可激动$N_2$受体 C. 阻断Ach除极化作用 D. 中毒时可用新斯的明解救 E. 氨基甙类能延长其肌松作用

49. 神经节阻断药在临床上适用于

A. 重度高血压 B. 中度高血压 C. 高血压危象 D. 轻度高血压 E. 临界高血压

50. 加兰他敏可用治疗

A. 心动过缓 B. 重症肌无力 C. 脊髓灰质炎后遗症 D. 支气管哮喘 E. 癫痫

51. 阿托品扩张血管可能是由于

A. 阻断M受体　B. 兴奋中枢　C. 直接扩张血管　D. 机体对阿托品所致的体温升高的代偿性散热反应　E. 大剂量时对β受体的阻断

52. 在治疗胆绞痛、肾绞痛时阿托品常与下列哪些药物合用

A. 阿司匹林　B. 吗啡　C. 哌替啶　D. 可待因　E. 东莨菪碱

53. 对α、β受体都能明显激动的药物有

A. 肾上腺素　B. 麻黄素　C. 多巴胺　D. 苯肾上腺素　E. 异丙肾上腺素

54. 属于儿茶酚胺类的药物有

A. 肾上腺素　B. 去甲肾上腺素　C. 异丙肾上腺素　D. 苯肾上腺素　E. 多巴胺

55. 属于非儿茶酚胺类的药物有

A. 多巴酚丁胺　B. 麻黄素　C. 间羟胺　D. 苯肾上腺素　E. 多巴胺

56. 禁与肾上腺素配伍应用的药物有

A. 氟烷　B. 氯丙嗪　C. 阿托品　D. 强心甙　E. 酚妥拉明

57. 麻黄素与肾上腺素比较，前者特点是

A. 升压作用缓慢，温和而持久　B. 加快心率作用较强　C. 扩张支气管作用温和而持久　D. 中枢兴奋作用较强　E. 反复用不易产生耐受性

58. 去甲肾上腺素与肾上腺素比较，前者特点是

A. 兴奋心脏作用较强　B. 扩张支气管作用较弱　C. 缩血管、升压作用较强　D. 量大时易影响肾血流量　E. 全身用药时只能静脉给药

59. 异丙肾上腺素与肾上腺素比较，前者特点是

A. 兴奋心脏作用较强　B. 扩张血管，外周阻力下降明显　C. 扩张支气管作用较强　D. 适用于治疗心原性哮喘　E. 适用于感染性休克的血管痉挛期

60. 新福林与肾上腺素比较，前者特点是

A. 对心脏几乎无兴奋作用　B. 有激动M受体作用　C. 可使心率减慢，用于室上性心动过速　D. 对β受体几无影响　E. 可用于散瞳、查眼底

61. 普鲁本辛的特点是

A. 对胃肠道平滑肌M受体选择性高　B. 扩张血管作用较强　C. 有明显中枢抑制作用　D. 抑制胃肠道平滑肌作用较强而持久　E. 适用于治疗胃十二指肠溃疡病、胃肠绞痛等

62. 应用去甲肾上腺素时要注意

A. 不能与碱性药物配伍　B. 不能皮下或肌内注射　C. 静脉滴注时药液不能外漏　D. 肾功能不良者慎用或禁用　E. 高血压禁用

63. 与去甲肾上腺素比较，间羟胺的优点有

A. 作用时间长　B. 不易引起心律失常　C. 对肾血流量影响较小　D. 可肌内注射给药　E. 性质较稳定

64. 多巴胺的作用特点是

A. 扩张肾血管　B. 收缩骨骼肌及皮肤血管　C. 扩张内脏血管，改善微循环　D. 加强心肌收缩力，很少引起心律失常　E. 对中枢影响甚弱

65. 可治疗感染性休克，但需补充血容量的药物是

A. 肾上腺素 B. 多巴胺 C. 麻黄素 D. 新福林 E. 异丙肾上腺素

66. 儿茶酚胺类药物的特点是

A. 基本结构是β-苯乙胺 B. 作用与交感神经兴奋效应相似 C. 苯环 3、4 位有羟基（儿茶酚） D. 易受胆碱酯酶分解破坏 E. 易受 MAO、COMT 破坏

67. 可收缩肾血管的药物有

A. 去甲肾上腺素 B. 异丙肾上腺素 C. 肾上腺素 D. 多巴胺 E. 间羟胺

68. 多巴胺

A. 可激动 $\beta_1$ 受体，加强心肌收缩力 B. 可激动 α 受体，收缩血管，使血压升高 C. 可激动多巴胺受体，舒张内脏血管 D. 可激动 $\beta_2$ 受体，舒张皮肤粘膜血管 E. 不易被 COMT、MAO 破坏，故作用维持时间长

69. 常用于治疗房室传导阻滞的药物有

A. 异丙肾上腺素 B. 阿托品 C. 去氧肾上腺素 D. 去甲肾上腺素 E. 利多卡因

70. 异丙肾上腺素对血管和血压的作用特点

A. 激动 $\beta_2$ 受体，舒张血管 B. 对骨骼肌血管舒张作用弱 C. 对肾、肠系膜血管舒张作用弱 D. 易使收缩压和舒张压均下降 E. 使脉压差增大

71. 异丙肾上腺素对心脏的作用特点

A. 直接激动心脏 $\beta_1$ 受体 B. 加强心肌收缩力，作用强大 C. 对正位起搏点有显著兴奋作用 D. 较少引起心室颤动 E. 使心输出量增加

72. 异丙肾上腺素的体内过程特点是

A. 口服无效 B. 舌下含化，迅速吸收 C. 气雾吸入吸收快 D. 被 MAO 破坏较少 E. 代谢产物“3-甲氧异丙肾上腺素”可阻断β受体

73. 肾上腺素用于治过敏性休克时

A. 可激动 $\beta_1$ 受体，加强心肌收缩力，增加心输出量 B. 可激动 $\beta_2$ 受体，舒张支气管，缓解呼吸困难 C. 可激动 α 受体，使血管收缩，血压升高 D. 作用迅速，维持时间短 E. 可皮下、肌内或静脉注射

74. 肾上腺素用于治支气管哮喘时

A. 可激动 $\beta_2$ 受体，舒张支气管平滑肌 B. 可抑制肥大细胞释放过敏介质 C. 可激动 α 受体，收缩粘膜血管，减轻支气管粘膜水肿 D. 作用快 E. 疗效维持时间短

75. 肾上腺素的主要不良反应有

A. 中枢兴奋 B. 血压突然升高 C. 过速型心律失常 D. 局部组织坏死 E. 呼吸困难

76. 对去甲肾上腺素引起的局部组织坏死的防治方法有

A. 用普鲁卡因局部封闭 B. 用异丙肾上腺素静脉注射 C. 用阿托品静脉注射 D. 用酚妥拉明局部注射 E. 局部热敷

77. 去甲肾上腺素可治疗

A. 过敏性休克 B. 心原性休克 C. 神经性休克 D. 感染性休克的血管痉挛期 E. 出血性休克

78. α 受体阻断药可

A. 对抗去甲肾上腺素能神经递质的α型作用 B. 翻转肾上腺素的升压作用 C. 对抗去甲肾上腺素的升压作用 D. 抗肾上腺素的α作用 E. 减少去甲肾上腺素能神经递质的释放

79. 具有α受体阻断作用的药物是

A. 氯丙嗪 B. 酚妥拉明 C. 妥拉苏林 D. 酚苄明 E. 普萘洛尔

80. 酚妥拉明作用特点有

A. 阻断$\alpha_1$及$\alpha_2$受体 B. 扩张血管 C. 兴奋心脏 D. 有拟胆碱作用 E. 有组胺样作用

81. 酚妥拉明治疗心力衰竭是因

A. 扩张动脉，减轻心脏后负荷 B. 扩张静脉，减轻心脏前负荷 C. 加强心肌收缩力 D. 增加心输出量 E. 使肺毛细血管压降低，减轻肺水肿

82. 酚妥拉明和酚苄明皆适用于治疗

A. 冠心病 B. 血管痉挛 C. 血栓闭塞性脉管炎 D. 感染性休克 E. 嗜铬细胞瘤引起的高血压

83. 酚妥拉明和妥拉苏林皆可

A. 阻断α受体 B. 直接松弛血管平滑肌 C. 兴奋心脏 D. 兴奋肠平滑肌 E. 增加胃酸分泌

84. 在狗的血压实验中，常见的结果是

A. 静脉注射酚妥拉明后，再注射肾上腺素血压下降 B. 静脉注射酚妥拉明后，再注射异丙肾上腺素血压升高 C. 静脉注射新斯的明后，再注射Ach血压骤降 D. 静脉注射阿托品，再注射Ach血压不降 E. 静脉注射氯丙嗪后，再注射肾上腺素血压升高

85. 一般而言β受体阻断药可治疗

A. 支气管哮喘 B. 过速型心律失常 C. 心绞痛 D. 高血压 E. 甲亢

86. 一般而言β受体阻断药禁用于

A. 心力衰竭 B. 房室传导阻滞 C. 低血压 D. 支气管哮喘 E. 青光眼

**三、判断题**

1. 一般所讲的“传出神经药”，都是直接作用于传出神经的药物。

2. 传出神经药的主要作用是拟似或对抗传出神经递质的作用。

3. 传出神经突触前膜的$\alpha_2$受体激动时可促进递质释放。

4. 传出神经突触前膜的$\beta_2$受体激动时可促进去甲肾上腺素神经递质的释放。

5. 当药物直接或间接地激动胆碱受体时则呈现拟胆碱作用。

6. M受体阻断药阿托品的作用并非都是阻断M受体所产生的。

7. 山莨菪碱能扩张血管，故可治疗脑血管痉挛、脑栓塞等，但脑出血急性期禁用。

8. 解磷定能复活ChE，故用量越大，ChE活性越高。

9. 氯丙嗪中毒引起的血压下降，是阻断α受体所致，故可用激动α受体的肾上腺素纠正。

10. 应用扩张血管的药物治疗休克时，宜酌情补充血容量，否则血压可能下降。

11. 肾上腺素用药后可引起严重的心律失常，故禁用于心原性哮喘。

12. 肾上腺素与去甲肾上腺素均口服无效，但可皮下或肌内注射。

13. 阿托品是常用的解痉药，对平滑肌痉挛及骨骼肌痉挛者皆适用。

14. 治疗有机磷中毒时，解磷定应用越早，疗效越好。

15. 酚妥拉明中毒引起的体位性低血压，可用肾上腺素抢救。

16. 应用缩血管药治疗休克时，勿用量过大，以免加重微循环障碍。

17. 肾上腺素的β型作用与cAMP有关。

18. 阻断交感神经节中胆碱受体的药物可以降血压。

19. 去神经的骨骼肌标本用新斯的明后，骨骼肌仍可收缩。

20. 阿托品用于解救有机磷中毒，是因其能提高胆碱酯酶的活性。

21. 大剂量阿托品能收缩血管，升高血压，故可用于抢救感染性休克。

22. 用后马托品滴眼后，视力处于近视状态，视远物模糊不清。

23. 后马托品对眼的作用较弱而短暂，故青光眼患者也可使用。

24. 对过敏性休克的治疗，只宜选用肾上腺素，不宜选用去甲肾上腺素，因后者只升压，不能改善心脏功能。

25. 阿托品中毒时可用毛果芸香碱解救，也可用新斯的明解救。

26. β受体阻断药均无内在拟交感活性。

27. 有机磷中毒时所用阿托品的剂量可以不受药典规定的极量所限制。

28. 酚妥拉明可扩张血管，故可治疗顽固性心衰。

29. 长期应用β受体阻断药，突然停用可出现反跳现象，使原有症状加剧。

**四、填空题**

1. 递质、cAMP、cGMP等都是在体内传递信息的物质，故可统称为______。其中，递质在______传递信息，属于______；cAMP、cGMP是在______传信息，则属于______。

2. 在去甲肾上腺素能神经元内合成NA的过程是______ $\xrightarrow{\text{羟化}}$ ______ $\xrightarrow{\text{脱羧}}$ ______ $\xrightarrow{\beta\text{-羟化}}$ NA。

3. 山莨菪碱可使血管______，而改善______，故能抗休克。

4. 普鲁本辛可______平滑肌，并______胃液分泌，故能治溃疡病。

5. 琥珀胆碱中毒时禁用______解救。

6. 解磷定禁与______混合使用，以免产生氰化物中毒。

7. 肾上腺素既可激动______受体，而使血管______，又可激动______受体而使心脏______，故能升高血压。

8. 麻黄素既可直接激动______受体，又可促进______释放，故可升高血压。

9. 普萘洛尔可阻断______受体，故可治疗______、______、______。

10. 筒箭毒碱可阻断______受体，使骨骼肌______。

11. 在胆碱能神经元内合成Ach的过程是______＋______ $\xrightarrow{\text{乙酰化酶}}$ Ach。

12. 阿托品可使血管______而改善______，故可抗休克。

13. 筒箭毒碱中毒时可用______解救。

14. 异丙肾上腺素既可激动______受体而使心脏______，又可激动______受体而使骨骼肌血管______及支气管______。

15. 酚妥拉明因使心肌______，同时又可降低心肌前后负荷，故可治______。

16. 新斯的明是______抑制药，对其______兴奋作用最明显。

17. 新的心脏复苏三联针包含______、______、______。

18. 肾上腺素禁用于______、______、______、______。

19. 肾上腺素的主要用途是治______、______、______、______、______。

20. 毛果芸香碱对眼的作用是______、______、______。

21. 毛果芸香碱的主要用途是治______、______。

22. 新斯的明禁用于______、______、______、______中毒患者。

23. 新斯的明与有机磷酸酯类都是______抑制药。

24. 阿托品在眼科适用于______、______、______。

25. 东莨菪碱对大脑呈现______作用，对呼吸中枢呈现______作用。

26. 琥珀胆碱对骨骼肌表现为先______后______。

27. 多巴胺可使血压______，内脏供血______，肾功能及尿量______，故可治疗______及______。

## 五、问答题

1. 传出神经递质系统的分布和生理效应如何？

2. 传出神经药物的作用与神经递质有何关系？

3. 毛果芸香碱治疗青光眼的机制是什么？

4. 为什么阿托品可用于治疗心动过缓及房室传导阻滞？

5. 阿托品化的主要指征有哪些？

6. 阿托品、东莨菪碱为什么常用于麻醉前给药？

7. 治疗过敏性休克为何首选肾上腺素？

8. 肾上腺素为什么不能用于治疗慢性充血性心衰？

9. 应用α受体阻断药后再用肾上腺素，血压有何变化？为什么？

10. 酚妥拉明为何能治疗充血性心衰？

11. 为什么说多巴胺是抗休克治疗中较好的药物？其适用于哪些类型的休克？

# 答　案

**【释疑】**

1. G蛋白是位于细胞膜内侧的一类结合着鸟核苷酸，而具有调节功能的蛋白质的总称，皆由α、β和γ三种亚基组成。α亚基含有鸟核苷酸（GDP或GTP）的结合部。静息时与GDP结合，被受体激活后结合着的GDP与GTP交换（改为结合GTP）。α亚基内在的GTP酶活性促使GTP水解为GDP，调节酶活性。不同G蛋白的α亚基在结构上是不同的，并由此决定着G蛋白的专一性，不同的G蛋白可被不同的受体活化。根据G蛋白对酶影响的不同，可将G蛋白分为三种类型：Gs（激活性G蛋白）、Gi（抑制性G蛋白）、Gp（可调节磷脂酶C的活性）。

2. 房水是指充盈于眼的前房及后房中的液体，它的生成除了靠睫状体脉络膜丛处的毛细血管靠被动滤过外，还有主动过程的参与，即睫状体上皮细胞含有较多的碳酸酐酶，此酶的作用是使细胞代谢过程中产生的$CO_2$和$H_2O$迅速变成$H_2CO_3$，后者进而解离成$HCO_3^-$和$H^+$；$HCO_3^-$可经过细胞膜上的主动转运过程进入房水，造成它在房水中的高浓度；这个高浓度造成的负电位和高渗透压可进一步促使血浆中的$Na^+$和水分子进于房水。房水生成后由后房经瞳孔进入前房，到达前房角，经滤帘流入巩膜静脉窦，汇入静脉血流。这样房水既不断生成，又不断回流，循环不息，且生成与回流保持着动态平衡，使正常眼压维持恒定。当房水循环发生变化时，则眼压也会发生相应的变化。

3. 去甲肾上腺素能神经突触前膜和囊泡膜上都有胺泵。它们是能选择性摄取儿茶酚胺类物质（Adr、NA、DA 等）的主动转运系统，靠 ATP 酶激活系统起作用，需要 ATP 提供能量，可将儿茶酚胺类物质主动转运至胞浆内或囊泡内。突触前膜胺泵（有人称为膜泵）与囊泡膜胺泵是有区别的，其摄取功能，前者靠$Na^+$依赖性 ATP 酶起作用，后者则靠$Mg^{2+}$依赖性 ATP 酶起作用，两者可分别被不同的药物选择性抑制。

4. 磷酸二酯酶是一类可水解环核苷酸（cAMP、cGMP）的酶。现已发现存在于各组织细胞中的磷酸二酯酶有三种类型：Ⅰ型（cGMP 磷酸二酯酶）可水解 cGMP，但不能水解 cAMP；Ⅱ型（环核苷酸磷酸二酯酶）可水解 cGMP 与 cAMP，但对底物亲合力小；Ⅲ型（cAMP 磷酸二酯酶）可水解 cAMP，但不能水解 cGMP。

**【习题】**

**一、单项选择题**

1. A 2. C 3. C 4. B 5. C 6. D 7. B 8. D 9. A 10. D 11. A 12. C 13. B 14. B 15. B 16. D 17. E 18. C 19. B 20. C 21. D 22. A 23. B 24. B 25. B 26. E 27. D 28. C 29. C 30. D 31. D 32. E 33. D 34. E 35. D 36. B 37. B 38. A 39. C 40. D 41. C 42. C 43. C 44. C 45. B 46. E 47. C 48. C 49. C 50. C 51. D 52. B 53. A 54. B 55. D 56. D 57. C 58. B 59. B 60. C 61. A 62. E 63. C 64. A 65. B 66. B 67. D 68. D 69. D 70. A 71. E

**二、多项选择题**

1. AB 2. ABCDE 3. ABD 4. ABC 5. CE 6. ABCD 7. ABCDE 8. ABCE 9. ABCDE 10. BDE 11. BCD 12. ACE 13. ABCE 14. CDE 15. ACDE 16. BDE 17. ABCDE 18. ABC 19. ABCDE 20. ABC 21. ABCD 22. ABCDE 23. ABCDE 24. ABDE 25. ABE 26. BCDE 27. ABCDE 28. BCD 29. ABCE 30. BCD 31. ABCD 32. ABCDE 33. ABCE 34. ABCDE 35. ABCDE 36. ABD 37. ABDE 38. ACDE 39. ABC 40. BCDE 41. ABCDE 42. ABCDE 43. ABC 44. ACE 45. CD 46. ABCDE 47. ABCDE 48. ACDE 49. AC 50. BC 51. CD 52. BC 53. ABC 54. ABCE 55. BCD 56. ABDE 57. ACD 58. BCDE 59. ABCE 60. ACDE 61. ADE 62. ABCDE 63. ABCDE 64. ABCDE 65. BE 66. ABCE 67. ACE 68. ABC 69. AB 70. ACE 71. ABCDE 72. ABCDE 73. ABCDE 74. ABCDE 75. ABC 76. ADE 77. ABCE 78. ABCD 79. ABCD 80. ABCDE 81. ABCDE 82. BCDE 83. ABCDE 84. ACD 85. BCDE 86. ABCD

**三、判断题**

1. × 2. √ 3. × 4. × 5. √ 6. √ 7. √ 8. × 9. × 10. √ 11. √ 12. × 13. × 14. √ 15. × 16. √ 17. √ 18. √ 19. √ 20. × 21. × 22. × 23. × 24. × 25. √ 26. × 27. √ 28. √ 29. √

## 四、填空题

1. 信使　细胞间　第一信使　细胞内　第二信使
2. 酪氨酸　多巴　多巴胺
3. 扩张　微循环
4. 松弛　抑制
5. 新斯的明
6. 碱性药
7. α收缩　$β_1$兴奋
8. α、β　NA
9. β　高血压　心绞痛　过速型心律失常
10. $N_2$　松弛
11. 乙酰辅酶A　胆碱
12. 扩张　微循环
13. 新斯的明
14. $β_1$兴奋　$β_2$扩张　平滑肌松弛
15. 收缩力增强　心衰
16. 胆碱酯酶　骨骼肌
17. 肾上腺素　利多卡因　阿托品
18. 高血压　脑动脉硬化　器质性心脏病　甲亢
19. 心跳骤停　与局麻药合用　局部止血　过敏性休克　支气管哮喘
20. 缩小瞳孔　降低眼压　导致近视
21. 青光眼　阿托品中毒
22. 机械性肠梗阻　机械性尿路梗阻　支气管哮喘　去极化型肌松药
23. 胆碱酯酶
24. 虹膜睫状体炎　验光　检查眼底时扩瞳
25. 抑制　兴奋
26. 兴奋　抑制
27. 升高　增加　提高（增加）　休克　急性肾功能衰竭

## 五、问答题

1. 传出神经系统的受体主要分为胆碱受体（M、N受体）及肾上腺素受体（α、β受体）。M受体主要分布在心肌、血管、支气管、胃肠道平滑肌、腺体、虹膜括约肌等处，激动时表现为心脏抑制、血管扩张、支气管及胃肠道平滑肌收缩、腺体分泌增加、瞳孔缩小等效应。N受体分$N_1$和$N_2$两种受体，$N_1$受体分布在植物神经节和肾上腺髓质，激动时表现为植物神经节兴奋及肾上腺髓质分泌；$N_2$受体分布于骨骼肌，激动时表现为骨骼肌收缩。α受体可分为$α_1$受体及$α_2$受体，$α_1$受体主要分布在血管及瞳孔开大肌上，激动时表现为血管收缩及瞳孔散大等效应；$α_2$受体主要分布在植物神经突触前膜上，激动时可抑制递质（Ach、NA）的释放。β受体可分为$β_1$受体及$β_2$受体，$β_1$受体主要分布于心脏、脂肪组织，激动时表现为心脏兴奋、脂肪分解；$β_2$受体主要分布在支气管、血管、肝、NA能神经突触前膜上，激动时表现为支气管扩张、血管扩张、糖原分解、NA能神经递质释放增加等。

2. 传出神经药主要通过与受体结合或影响递质体内过程而发挥拟似或对抗递质的作用。其中有的与受体结合后激动受体，而呈现拟递质作用，有的与受体结合后阻断受体，而呈现抗递质作用，有的能影响酶的活性而使递质在组织中的“量”改变而呈现拟似或对抗递质的作用，也有的通过影响递质的释放而发挥拟似或对抗递质作用。

3. 青光眼的主要特征是眼内压升高。毛果芸香碱是M受体激动药，可激动虹膜括约肌上的M受体，使虹膜向中心拉紧，虹膜根部变薄，以致前房角扩大，房水易于通过巩膜静脉窦进入血循环，从而使眼内压下降，青光眼症状缓解。

4. 心动过缓和房室传导阻滞的发生常与迷走神经过度兴奋有关。迷走神经属于胆碱能神经，兴奋时末梢释放乙酰胆碱，作用于心脏M受体，使窦房结自律性降低，心率减慢，甚者可致房室结与房室束传导阻滞。阿托品为M受体阻断剂，可与乙酰胆碱竞争心脏的M受体，从而解除迷走神经对心脏的抑制作用，使心率加快，传导加速。故可用于心动过缓和房室传导阻滞的治疗。

5. 用阿托品治疗有机磷中毒的病人时，一般先用大剂量形成阿托品化，而后再改用较小的维持量。阿托品化的主要指征是：瞳孔扩大；皮肤变干；颜面红热；腺体分泌减少；肺部啰音减少或消失；意识好转。

6. 全麻时病人的咳嗽等反射被抑制，口腔及呼吸道中产生的分泌物不能及时排出，且有的全麻药如乙醚等可刺激呼吸道内的腺体使之分泌增加。因此，病人易发生呼吸不畅或吸入性肺炎。为此在麻醉前常给病人注射阿托品或东莨菪碱，以阻断M受体，减少呼吸道分泌物，以避免上述危害，并可防止心脏抑制及支气管痉挛。其中东莨菪碱既兴奋呼吸中枢，又抑制大脑，且抑制腺体分泌作用较强，因此麻醉前给药较阿托品为优。

7. 过敏性休克是在某些变应原的作用下，使处于致敏状态机体的肥大细胞、嗜碱性粒细胞释放大量组胺等过敏介质所引起的。该病患者表现为：心跳微弱、血压下降、呼吸困难等症状。肾上腺素可激动心脏的$\beta_1$受体而加强心肌收缩力，使心输出量增加。通过激动$\beta_2$受体可松弛支气管平滑肌及减少过敏介质释放，故使支气管扩张，缓解呼吸困难。通过激动$\alpha_1$受体使血管收缩，血压升高。所以肾上腺素可全面的缓解过敏性休克的症状；且作用快、疗效高，应用方便（皮下、肌内及静脉注射皆可）。因此治过敏性休克首选肾上腺素。

8. 慢性充血性心衰是由于各种不同病因引起的心脏负荷加重和心肌收缩无力所致。主要表现为心慌、呼吸困难、水肿、紫绀等。肾上腺素虽能加强心肌收缩力，但因其可同时使心率进一步加快，心肌耗氧量增加，并收缩外周血管，增加心脏负荷，使心衰加重，故不能用于慢性充血性心衰的治疗。

9. 应用$\alpha$受体阻断药后，再用肾上腺素，可使肾上腺素的升压作用翻转为降压。这是因为肾上腺素能激动血管上的$\alpha$和$\beta$两种受体，前者可使血管收缩，后者可使血管扩张。若预先使用了$\alpha$受体阻断药（如酚妥拉明等）阻断了$\alpha$受体的缩血管作用，再用肾上腺素则只能呈现$\beta_2$受体的扩血管作用，因而可致血压下降。

10. 酚妥拉明通过阻断$\alpha$受体及直接松弛血管平滑肌可使小动脉、小静脉扩张。动脉扩张，外周阻力下降；心脏后负荷减轻；静脉扩张，回心血量减少，心脏前负荷减轻；并降低肺毛细血管压，使肺水肿减轻，同时可阻断去甲肾上腺素能神经突触前膜$\alpha_2$受体，而使去甲肾上腺素释放量增加，故可使心肌收缩力加强，心输出量增加，因此对充血性心衰有一定疗效。

11．多巴胺能增加心肌收缩力，使心输出量增加，并选择性地收缩皮肤、粘膜和骨骼肌血管，有利于提高基础血压和微循环灌流压，同时还扩张内脏血管（如肠系膜血管、肾血管、冠状血管），增加重要脏器的血流量，纠正其缺血缺氧状态并改善肾功能，增加尿量，防止内脏器官损伤及功能衰竭，因此为抗休克中一个较好的药物。该药适于感染性休克、出血性休克、心原性休克，对伴有心肌收缩力减弱及尿量减少的病人尤为适用。

（韩有春　信长茂）

# 第三章　麻　醉　药

## 目 标 要 求

1．社区医学专业

（1）解释普鲁卡因的作用、用途、不良反应及其防治。

（2）比较利多卡因、丁卡因、布比卡因的作用特点及用途。

（3）列出麻醉乙醚、硫喷妥钠和氯胺酮的作用、用途、不良反应。

2．妇幼卫生专业　同“社区医学”

3．药剂专业

（1）详述普鲁卡因的作用、用途、不良反应及其防治。

（2）比较其他局麻药的作用特点及应用。

（3）阐述局麻药的作用及给药方法。

（4）比较常用全麻药作用特点并简述全麻辅助用药的意义。

（5）观察局麻药的表面麻醉及传导麻醉。

（6）观察乙醚和硫喷妥钠的麻醉作用。

4．医学影像诊断专业

（1）概述局麻药的作用及给药方法。

（2）比较常用局麻药的作用特点和应用。

（3）观察局麻药的毒性及传导麻醉。

5．口腔医学专业

（1）说出全麻药的作用及特点。

（2）详述常用局麻药的作用、用途及应用注意事项。

（3）观察普鲁卡因、丁卡因的麻醉作用和毒性。

## 释　疑

1．何谓封闭疗法。

2．猝死。

3. 麻醉药与麻醉药品。

4. 腰麻时为什么要加用麻黄碱。

5. 手指、足趾手术时局麻药液中为什么不宜加入肾上腺素。

6. 腰麻时如何增加局麻药的相对密度和如何通过改变病人的体位来调节麻醉平面。

## 习 题

**一、名词解释**

1. 麻醉药 2. 局部麻醉药 3. 全身麻醉药 4. 吸入麻醉药 5. 静脉麻醉药 6. 复合麻醉 7. 分离麻醉 8. 诱导麻醉 9. 基础麻醉 10. 麻醉前给药

**二、单项选择题**

1. 局麻药产生局麻作用的原理是

A. 阻滞钠离子内流 B. 阻滞钠离子外流 C. 阻滞钾离子内流 D. 阻滞钾离子外流 E. 阻滞钙离子内流

2. 当局麻药作用于外周混合神经干时麻醉顺序

A. 先麻醉感觉神经后麻醉运动神经 B. 先麻醉运动神经后麻醉感觉神经 C. 感觉神经和运动神经同时被麻醉 D. 只麻醉感觉神经 E. 只麻醉运动神经

3. 普鲁卡因在体内消除的方式是

A. 以原形从肾排泄 B. 重新分布于脂肪 C. 在肝氧化分解 D. 被假性胆碱酯酶水解 E. 被单胺氧化酶代谢

4. 普鲁卡因不宜用于

A. 浸润麻醉 B. 表面麻醉 C. 传导麻醉 D. 硬膜外麻醉 E. 腰麻

5. 丁卡因不宜用于

A. 浸润麻醉 B. 表面麻醉 C. 传导麻醉 D. 硬膜外麻醉 E. 腰麻

6. 为了延长局麻药作用时间，减少其吸收中毒，常在局麻药中加入适量

A. 肾上腺素 B. 去甲肾上腺素 C. 异丙肾上腺素 D. 多巴胺 E. 阿托品

7. 为预防腰麻时引起血压下降，最好先肌内注射

A. 肾上腺素 B. 麻黄碱 C. 去甲肾上腺素 D. 异丙肾上腺素 E. 以上均不宜用

8. 对关于普鲁卡因皮试哪项说法不正确

A. 用25%溶液0.1ml皮内注射 B. 20分钟后观察结果 C. 红晕直径超过1cm者为阳性 D. 用药前询问过敏史 E. 皮试阴性者仍有过敏者

9. 可抗心律失常的局麻药是

A. 丁卡因 B. 利多卡因 C. 普鲁卡因 D. 布比卡因 E. 以上均不是

10. 下列哪一个药物具有分离麻醉作用

A. 麻醉乙醚 B. 硫喷妥钠 C. 氯胺酮 D. 氧化亚氮 E. 氟烷

11. 既可用于静脉麻醉，又可抗惊厥的药物是

A. 乙醚 B. 硫喷妥钠 C. 氯胺酮 D. 氟烷 E. 氧化亚氮

12. 局麻药的水解产物能降低磺胺药药效的是

A. 丁卡因 B. 普鲁卡因 C. 利多卡因 D. 布比卡因 E. 地布卡因

13. 局麻药液中加入肾上腺素禁用于

A. 面部手术 B. 指、趾末端手术 C. 头部手术 D. 腹部手术 E. 颈部手术

14. 丁卡因常用作表面麻醉是因为

A. 局麻效力强 B. 毒性较大 C. 对粘膜的穿透力强 D. 作用持久 E. 比较安全

15. 下列对氯胺酮麻醉的叙述哪项是错误的

A. 痛觉消失 B. 肌肉松弛 C. 意识模糊 D. 呼吸道通畅 E. 苏醒慢

**三、多项选择题**

1. 粘膜麻醉可以使用

A. 普鲁卡因 B. 利多卡因 C. 丁卡因 D. 布比卡因 E. 麻醉乙醚

2. 局麻药中加入少量肾上腺素的目的是

A. 增强局麻作用 B. 收缩血管，延缓局麻药的吸收 C. 延长局麻作用时间 D. 预防吸收中毒 E. 防止局麻药的过敏反应

3. 对利多卡因的描述，下列哪些是对的

A. 局麻效力比普鲁卡因强 B. 对粘膜穿透力比普鲁卡因弱 C. 作用快而持久 D. 毒性反应与普鲁卡因相似或略强 E. 扩散力强，用于腰麻时应慎重

4. 乙醚麻醉作用特点是

A. 安全性大 B. 镇痛效果好、肌松完全 C. 麻醉诱导期短 D. 对肝、肾毒性小 E. 局部刺激性小

5. 硫喷妥钠静脉麻醉的特点是

A. 作用快、维持时间短 B. 麻醉过程无兴奋期 C. 镇痛强，肌松完全 D. 可引起支气管及喉肌痉挛 E. 能抑制呼吸及循环功能

6. 普鲁卡因可用于

A. 表面麻醉 B. 硬膜外麻醉 C. 腰麻 D. 浸润麻醉 E. 传导麻醉

7. 全身麻醉药的麻醉分期包括

A. 镇痛期 B. 兴奋期 C. 外科麻醉期 D. 中毒期 E. 感染中毒期

8. 氯胺酮静脉麻醉的特点是

A. 安全性大 B. 镇痛力强 C. 肌张力增加 D. 苏醒慢 E. 易造成呼吸道阻塞

9. 麻醉前给药的目的

A. 消除病人紧张情绪 B. 增强麻醉效果 C. 减少麻醉药用量 D. 防止不良反应 E. 预防麻醉药过敏反应

10. 可用于诱导麻醉的药物有

A. 硫喷妥钠 B. 氯胺酮 C. 氧化亚氮 D. 吗啡 E. 阿托品

**四、判断题**

1. 凡是具有麻醉作用的药物，都可称为麻醉药品。

2. 普鲁卡因是一个安全有效的局麻药，适用于各种局部麻醉。

3. 丁卡因穿透力强，易进入神经组织，故适用于浸润麻醉。

4. 利多卡因扩散力强，腰麻时不易控制在一定部位，故不宜用于腰麻。

5. 局麻药中加入少量肾上腺素的目的是为了增强局麻药的作用。

6. 普鲁卡因与利多卡因无交叉过敏反应，故对普鲁卡因过敏的患者可改用利多卡因。

7. 抗胆碱酯酶药能阻碍普鲁卡因的水解过程，使其毒性增加，故二者应避免合用。

8. 普鲁卡因在体内的消除方式是被血浆中单胺氧化酶水解。

9. 用普鲁卡因作浸润麻醉时，加入少量肾上腺素是为了对抗局麻药扩张血管引起的低血压。

10. 硫喷妥钠水溶液在室温下不稳定，容易破坏，故应临用前现配。

**五、填空题**

1. 局部麻醉药的给药方法包括____、____、____、____、____。

2. 穿透力弱不适用表面麻醉的药物是____、____；毒性大不适用浸润麻醉的药物是____；扩散力强，用于腰麻时应慎重的药物是____。

3. 普鲁卡因被吸收入血后大部分与____结合。在体内被假性胆碱酯酶水解为____、____；前者能对抗____抗菌作用，后者能增强____毒性。

4. 全麻药的麻醉分期可分为____、____、____、____四期，其中____、____合称为诱导期。用____方法，可以缩短此期。

5. 乙醚麻醉的优点有____、____；缺点有____、____、____。

6. 氧化亚氮麻醉的优点是____、____、____、____。缺点是____、____。

7. 硫喷妥钠静脉麻醉的优点是____、____；缺点是____、____、____。

8. 普鲁卡因、丁卡因、利多卡因、布比卡因四药中毒性最强的是____；作用持续时间最长的是____；临床应用广泛，有全能麻醉药之称的是____。

9. 为了预防腰麻和硬膜外麻醉时的血压下降、恶心、呕吐等不良反应，可在麻醉前肌注____和____。

10. 全身麻醉药包括____、____两大类。前者包括____、____、____；后者包括____、____。

**六、问答题**

1. 局部麻醉药的作用原理。

2. 局部麻醉药中加入少量肾上腺素的目的。

3. 全身麻醉药的作用原理及分类。

4. 硫喷妥钠静脉麻醉的优缺点及注意事项。

## 答　　案

**【释疑】**

1. 何谓封闭疗法。

封闭疗法又称局部封闭或打封闭针。系前苏联维希涅夫斯基提出的，认为当慢性溃疡或炎症时，局部末梢感觉神经受到病灶强烈刺激，使病灶局部血管收缩，血流减少，营养物质缺乏，代谢产物堆积，疼痛加重，又进一步造成局部血管强烈收缩，这样形成恶性的反射和循环，阻碍神经营养过程，使病灶不易恢复甚至恶化。用0.25%～0.5%普鲁卡因溶液注射到病变有关的神经周围，产生局部麻醉作用，以阻断病理不良刺激传入中枢，打断劣性病理循环。同时普鲁卡因对局部血管尚有扩张作用，能改善血液循环、局部营养过程，这样形成良性反射，促进发炎或损伤部位好转恢复。同时局部封闭时可根据病情治疗的需要注入相应的药物，来增加局部药物的浓度，达到治疗目的。如临床外科用普鲁卡因和强的松龙局部封闭疗法。

2. 猝死。

丁卡因毒性大，药液误注入血流可致猝死。何谓猝死？猝死是突然死亡，也可称急死。它必须具备：自发的、意料不到的和迅速的三大特点。世界卫生组织规定发病后 6 小时以内死亡者为猝死。

3. 麻醉药与麻醉药品。

是两类完全不同的药物，要正确区分：

（1）定义不同

1）麻醉药是指能够暂时引起机体全身或局部感觉（特别是痛觉）消失的状态。

2）麻醉药品是指能产生欣快感，连续使用极易成瘾的毒药和剧药。

（2）来源不同

1）麻醉药大多属于合成类如乙醚、普鲁卡因、利多卡因等。

2）麻醉药品大多是从罂粟、大麻、可可豆中提取的生物碱，如吗啡、可待因、可卡因等，此类为国际上的毒品。

（3）作用用途不同

1）麻醉药用于全身麻醉和局部麻醉以便进行外科手术。

2）麻醉药品主要用于镇痛等方面。

（4）管理不同

1）麻醉药属于一般性剧药，管理上无特殊要求。

2）麻醉药品属于国家重点管理药物，严格按照国务院颁布的“麻醉药品管理条例”执行。

有人建议将麻醉用药统称为麻醉药或麻药。麻醉药品称为成瘾药或成瘾镇痛药，这样较直观，让人一目了然。

4. 腰麻时为什么要加用麻黄碱。

腰麻时由于脊神经根中的交感神经也被麻醉，麻醉区的血管扩张，回心血量减少，故可出现血压的下降，血压下降的程度，可因麻醉平面的高低而异，麻醉平面愈高，血压下降的幅度愈大。为了减少腰麻时的血压下降，故腰麻时加用血管收缩药麻黄碱来预防血压的下降。

5. 手指、足趾手术时局麻药液中为什么不宜加入肾上腺素。

手指、足趾部位手术，用局部麻醉药进行神经阻滞麻醉时，可引起注射区域的组织肿胀而压迫血管，但由于局部麻醉药有血管扩张作用，可代偿性的增加血流量，从而使麻醉区域不产生明显的缺血现象，如加用肾上腺素使血管收缩，加上局部组织的肿胀，压迫血管，这样就加重局部循环障碍，可造成手指、足趾因较长时间的缺血缺氧，而妨碍术后伤口愈合，甚至发生坏死，故在手指、足趾部位施行手术使用局部麻醉药时，不宜加用肾上腺素。

6. 腰麻时如何增加局麻药的相对密度和如何通过改变病人的体位来调节麻醉的平面。

腰麻时，由于局麻药液的相对密度较脑脊液轻，常易向上扩散，使麻醉平面上移，不仅影响手术麻醉，而且可使呼吸肌抑制，发生呼吸麻痹的意外。临床上腰麻时多选用相对密度大的溶液（脑脊液相对密度 1.006，与 2.5%普鲁卡因、1%地卡因及等渗盐水的相对密度相同。凡高于此溶液的都是相对密度大的溶液，低于此浓度者为相对密度小的溶液）。故腰麻时常采用抽取的脑脊液来溶解，或加一定量的葡萄糖，然后再注入脑脊液中，由于局麻药的相对密度大于脑脊液，药液下沉，便于控制和调节麻醉平面，并避免呼吸的麻痹。其具体的方法是：①普鲁卡因结晶粉 150mg，用病人脑脊液 2.6ml 溶解，再加 0.1%肾上腺素 0.3ml，配成 5%相对密度大的溶液，可维持麻醉 45～90 分钟。②地-麻-糖溶液，即 1%地卡因 1ml、3%～5%麻黄素溶液 1ml、10%葡萄糖 1ml，可维持麻醉 2～3 小时。

腰麻时也可通过改变病人的体位来调节麻醉平面。如取坐位，可得到肛门会阴部麻醉；取侧卧位可得到单侧腹部及下肢的麻醉；取头高仰卧位，可得到双下肢和腹部麻醉；取头低位，则麻醉平面逐渐上升，但最高不应超过胸 6 为宜，否则可出现循环、呼吸严重扰乱，而威胁病人的生命安全。

**【习题】**

**一、名词解释**

1. 麻醉药：能够引起麻醉状态的药物称为麻醉药。

2. 局部麻醉药：是指能抑制周围神经功能而引起局部麻醉状态的药物。

3. 全身麻醉药：是指能抑制中枢神经系统功能而引起全身麻醉状态的药物。

4. 吸入麻醉药：是用吸入法给药的为挥发性液体或气体状态的全麻药。

5. 静脉麻醉药：是主要由静脉给药的非挥发性的全麻药。

6. 复合麻醉：为了克服单一全麻药麻醉时的缺点，减少麻醉药的用量和提高麻醉的安全性，增强麻醉效果，在麻醉前或麻醉中采用联合用药的麻醉方式，称为复合麻醉。

7. 分离麻醉：是指静脉麻醉药氯胺酮选择性地抑制痛觉冲动向丘脑及大脑皮层传导，同时又兴奋大脑边缘系统而引起感觉与意识的分离。即病人意识模糊而不丧失，但痛觉完全消失，称为分离麻醉。

8. 诱导麻醉：为了缩短或消除诱导期，在用乙醚等全麻醉药之前，先用作用快的全麻药使病人迅速进入外科麻醉期，然后再吸入乙醚维持麻醉，此称为诱导麻醉。

9. 基础麻醉：是病人进入手术室之前，先注射适宜的全麻药，使病人进入浅麻醉状态，称为基础麻醉。

10. 麻醉前给药：为了消除病人紧张情绪、增强麻醉效果、减少麻醉药用量或防止不良反应，而于麻醉之前应用一定药物，称为麻醉前给药。

**二、单项选择题**

1. A　2. A　3. D　4. B　5. A　6. A　7. B　8. A　9. B　10. C　11. B　12. B　13. B　14. C　15. B

**三、多项选择题**

1. BC　2. BCD　3. ACDE　4. ABD　5. ABDE　6. BCDE　7. ABCD　8. ABCD　9. ABCD　10. AC

**四、判断题**

1. ×　2. ×　3. ×　4. √　5. ×　6. √　7. √　8. ×　9. ×　10. √

五、填空题

1. 表面麻醉　浸润麻醉　传导麻醉　腰麻（蛛网膜下隙麻醉）　硬膜外麻醉

2. 普鲁卡因　布比卡因　丁卡因　利多卡因

3. 血浆蛋白　对氨苯甲酸　二乙氨基乙醇　磺胺药　洋地黄

4. 镇痛期　兴奋期　外科麻醉期　中毒期　镇痛期　兴奋期　诱导麻醉

5. 安全性较大　镇痛和肌松完全　局部刺激性强　诱导期长苏醒慢　可使血糖升高

6. 一般不抑制呼吸和循环，也不影响肝肾功能　诱导期短苏醒较快　镇痛作用较强　麻醉力弱　骨胳肌松弛不足

7. 作用迅速　麻醉过程无兴奋期　镇痛效果差肌松不完全　浅麻醉时引起支气管及喉痉挛　能抑制呼吸和循环功能

8. 丁卡因　布比卡因　利多卡因

9. 麻黄碱　阿托品

10. 吸入麻醉药　静脉麻醉药　乙醚　氟烷　氧化亚氮　硫喷妥钠　氯胺酮

六、问答题

1. 局部麻醉药局麻作用原理。

局麻药能穿透神经细胞膜，至膜内侧与钠通道门边磷脂分子中的磷酸基相联，阻滞钠通道，阻止钠离子内流，使神经细胞膜不能除极化，从而阻止了神经冲动的产生和传导，产生局麻作用。

2. 局部麻醉药中加入少量肾上腺素的目的。

各种局麻药都可通过抑制交感神经而致血管扩张，普鲁卡因、丁卡因还有直接扩张血管的作用，这样可加速局麻药的吸收，降低局部麻醉药效及增加中毒机会。在局麻药中加少量肾上腺素可使局部血管收缩而延缓局麻药的吸收，不仅延长局麻作用时间，同时也减少吸收中毒的危险。

3. 全身麻醉药的作用原理及分类。

目前认为全麻药作用原理与其物理性质有关。全麻药有较高的脂溶性，能进入神经细胞膜。使细胞膜膨胀，脂质分子排列紊乱，致钠、钾通道阻塞，使神经突触传递与神经传导受阻，导致中枢神经系统抑制而引起全身麻醉。

根据给药途径的不同，可将全麻药分为吸入麻醉药（包括乙醚、氟烷、氧化亚氮）与静脉麻醉药（包括硫喷妥钠和氯胺酮）。

4. 硫喷妥钠静脉麻醉的优缺点及注意事项。

硫喷妥钠静脉麻醉的优点是：①作用迅速，静注后数秒钟即可引起麻醉。②麻醉过程无兴奋期。缺点是：①镇痛效果差，肌松不完全。②浅麻醉时易引起支气管及喉痉挛。③能抑制呼吸及循环功能。临床应用注意事项有：①休克未纠正前及心力衰竭者禁止使用。肝功能不全及支气管哮喘患者慎用或禁用。②药液刺激性强，静脉注射勿漏出血管外，也勿注入动脉，以免引起动脉痉挛致肢端坏死。

（董其庆　曹淑敏）

# 第四章　镇静催眠药

## 目 标 要 求

1. 社区医学专业　解释苯二氮䓬类、巴比妥类药物的作用、用途、不良反应及其防治。

2. 妇幼卫生专业　同“社区医学”。

3. 药剂专业　叙述地西泮的作用、用途及不良反应；比较其他镇静催眠药的作用特点和应用。

4. 医学影像诊断专业　比较镇静催眠药的作用特点和应用。

5. 口腔医学专业　简述镇静催眠药的作用、应用、不良反应及注意点。

## 释　　疑

1. 神经官能症。

2. 婴儿痉挛性癫痫发作。

3. 肌阵挛性癫痫发作。

4. 运动不能性癫痫发作。

5. 何谓精神运动性兴奋。

## 习　　题

**一、单项选择题**

1. 有关地西泮的叙述，哪项是错误的

A. 具有镇静催眠和抗焦虑作用　B. 具有抗惊厥作用　C. 具有抗抑郁作用　D. 不影响快动眼睡眠时相　E. 可用于治疗癫痫大发作

2. 对癫痫持续状态首选的药物是

A. 异戊巴比妥　B. 苯巴比妥　C. 劳拉西泮　D. 地西泮　E. 水合氯醛

3. 骤然停药后可致癫痫持续状态的药物

A. 氯硝西泮　B. 氟西泮　C. 三唑仑　D. 水合氯醛　E. 阿普唑仑

4. 水合氯醛用于小儿高热惊厥常采用的给药方法

A. 静脉注射　B. 稀释后口服　C. 稀释后灌肠　D. 肌内注射　E. 皮下注射

5. 能消除患者对手术不愉快记忆的药物

A. 劳拉西泮　B. 奥沙西泮　C. 艾司唑仑　D. 阿普唑仑　E. 氟西泮

6. 硝西泮与其他苯二氮䓬类药物比较其特点是

A. 具有较强的抗焦虑作用　B. 作用快、维持时间长　C. 其催眠和抗癫痫作用较强　D. 抗惊厥首选　E. 无抗癫痫作用

7. 不经肝转化直接与葡萄糖醛酸结合而排泄的药物是

A. 奥沙西泮　B. 氟西泮　C. 阿普唑仑　D. 艾司唑仑　E. 氯硝西泮

8. 苯二氮䓬类的作用原理是

A. 促进多巴胺能神经的功能 B. 促进去甲肾上腺素能神经的功能 C. 增强 γ-氨基丁酸能神经的功能和突触的抑制效应，增加 $Cl^-$ 内流 D. 抑制 γ-氨基丁酸能神经传递功能 E. 稳定细胞膜，减小 $Cl^-$ 内流

**二、多项选择题**

1. 属于苯二氮䓬类的药物是

A. 硝西泮 B. 地西泮 C. 阿普唑仑 D. 水合氯醛 E. 艾司唑仑

2. 巴比妥类药物反复应用产生耐受性的原因是

A. 肝代谢减慢 B. 肾排泄加快 C. 神经组织适应性 D. 肝药酶诱导作用，加速自身代谢 E. 脂肪组织贮存量增多

3. 久服能引起耐受性和成瘾性的催眠药

A. 苯巴比妥 B. 水合氯醛 C. 地西泮 D. 甲丙氨酯 E. 氯胺酮

4. 下列镇静催眠药中，对癫痫有效的是

A. 氯硝西泮 B. 地西泮 C. 甲丙氨酯 D. 氟西泮 E. 奥沙西泮

**三、判断题**

1. 地西泮引起耐受和成瘾的发生率较巴比妥类药物低，所以较巴比妥类常用。

2. 口服镇静催眠药中毒时，可选用硫酸镁导泻，促进药物排出。

3. 停药反跳现象是指停药减量过快时原发病复发或恶化。

4. 治疗以焦虑为主的神经官能症可首选地西泮。

5. 地西泮与苯巴比妥均可明显缩短快波睡眠时相，故可引起近似生理性睡眠。

6. 苯二氮䓬类药物作用的受体是在 GABA 受体的 α 亚单位上，而不是在 β 亚单位。

7. 苯二氮䓬类药物与受体结合后，可使 $Cl^-$ 通道开放频率增加，而巴比妥类药物则可使 $Cl^-$ 通道开放时间延长。

8. 氟西泮停药后，无快动眼睡眠代偿性延长现象。

9. 地西泮与其他中枢抑制药合用时能相互增加毒性，故应避免合用。

**四、填空题**

1. 阿普唑仑的半衰期为__________，而氟西泮的半衰期则只有__________。

2. 禁用于青光眼的苯二氮䓬类药物有__________、__________。

3. 地西泮肌内注射不及口服吸收快而规则的原因是__________。

4. 水合氯醛对有消化道炎症和溃疡的病人，不宜口服的原因是__________。

5. 巴比妥类急性中毒的处理原则是__________、__________、__________和__________。

**五、问答题**

1. 用于抗焦虑、催眠和抗癫痫时，苯二氮䓬类应如何选择。

2. 巴比妥类药物现临床少用的原因是什么？

3. 列出苯二氮䓬类药物特点比较表。

## 答　案

**【释疑】**

1. 神经官能症（neurosis）又称为神经症。该症简单地讲是指病因尚未完全明确，其

主要精神因素、个性特点不存在器质性病理基础的一组轻性精神障碍。其包括神经衰弱、焦虑症、癔病、强迫症、恐怖症等。

2. 婴儿痉挛性癫痫发作又称为婴儿痉挛症，是婴幼儿期特有的一种癫痫，90%在1岁以内发病。发作时突然两侧对称性全身肌肉痉挛、头颈、躯干前屈，双侧手臂向前向外急伸，呈所谓“迎宾样”，并常伴有意识障碍。发作呈闪电样，时间极短，每次发作约1～2秒钟，在1～2分钟内出现一连串十余次痉挛，每天可发作数十次。临床发作有三个特点：①单个发作时间极短；②头及上半身前屈；③一次发作单个痉挛短时间内一连串发生。

90%以上患儿有智能障碍，智力和运动功能明显落后于正常儿童（如语言、行走、站立等）。

先天异常及新生儿窒息是引起本病的主要原因，预后较差，脑电图呈弥漫性杂乱的高波幅不同步慢波。

3. 肌阵挛性癫痫发作为全身性癫痫的一种类型。病人表现为突然头、颈、肢体或躯干肌肉的单次抽动，有时仅为一块肌肉或某些肌群的抽动。轻度的肌阵挛只影响头或手。上肢抽动时可使手中的物体失落或掷出。较严重时，全身受到影响，站立时突然失去平衡而摔倒，坐位时可以从坐的地方跳出。病人抽动发作时神志清楚，即使在抽动很严重时，对周围的人或事仍然清楚，但不能控制抽动。肌阵挛发作常在一次抽动后间隔几秒钟，继而连续抽动几次，在将要入睡或将要醒来时最易发生。

发作时一般无意识障碍，部分病人长期发作后有智能障碍，可有家族遗传史。脑电图为多棘慢波，部分病例脑细胞病理切片可发现有酸性粘多糖及类脂质形成的包涵体。

4. 运动不能性癫痫发作又称为弛缓性发作、失张力发作。表现为突然短暂的全身或部分的肌张力丧失，点头或头下垂；也有时突然向前倾倒。发作持续1～3秒钟，发作时有短暂的意识丧失，一日发作多次。

5. 精神运动性兴奋是指随意运动增强、兴奋躁动、言语增多的表现。根据其是否与情感和思维协调一致可分为：①协调性精神运动性兴奋：表现为终日忙碌不停，到处徘徊，整理衣物，打扫卫生、干涉闲事、滥赠滥买等。这种兴奋看来似有目的性和可以理解的，与思维和情感配合一致的，见于躁狂症等。②不协调性精神运动性兴奋：表现为兴奋躁动，冲动、攻击、毁物、殴打人、自伤、裸体、多言、喊叫、谩骂等。其兴奋意义不可理解，与情感和思维配合不协调。若伴有紧张综合征称紧张性兴奋；伴有幼稚、愚蠢、怪异等行为时，称青春性兴奋，见于精神分裂症等。

**【习题】**

**一、单项选择题**

1. C　2. D　3. A　4. C　5. A　6. C　7. A　8. C

**二、多项选择题**

1. ABCE　2. CD　3. ABCD　4. ABE

**三、判断题**

1. ✓　2. ×　3. ✓　4. ✓　5. ×　6. ✓　7. ✓　8. ✓　9. ✓

**四、填空题**

1. 10～12小时　2～3小时

2. 三唑仑　地西泮

3. 局部沉淀

4. 有胃肠刺激作用

5. 排出毒物　维持呼吸循环肾功能　呼吸兴奋药　升压药

**五、问答题**

1. ①以抗焦虑为主的苯二氮䓬类药物有地西泮、奥沙西泮、阿普唑仑、劳拉西泮、氯硝西泮。②以催眠为主的有硝西泮、艾司唑仑、氟西泮、三唑仑。③有抗癫痫作用的苯二氮䓬类药物有地西泮、硝西泮、氯硝西泮、奥沙西泮、艾司唑仑、阿普唑仑、氯氮䓬。

2. 巴比妥类药物临床渐已少用于镇静催眠，其原因是：①反复应用易产生耐受性和成瘾性；②可缩短快动眼睡眠，停药反跳严重；③安全范围较苯二氮䓬类小，不良反应较为严重。现临床多用苯二氮䓬类药物。

3. 苯二氮䓬类药物作用特点比较（表 4-1）。

表 4-1　苯二氮䓬类药物特点比较表

| 药物名称 | 半衰期（小时） | 肝转化 | 主要用途 | 备注 |
|---|---|---|---|---|
| 地西泮 | 20～100 | 有活性去甲羟地西泮 | 焦虑、失眠、惊厥、癫痫 | 可耐受和成瘾 |
| 氟西泮 | 2～3 | 有活性去烷基氟西泮 | 各种失眠症 | 长期用药注意蓄积 |
| 硝西泮 | 21～25 | 无活性乙酰氨基化物 | 各种失眠及癫痫 | |
| 氯硝西泮 | 22～38 | 经肝代谢 | 对多种类型癫痫有效 | 长期应用有耐受性 |
| 劳拉西泮 | 10～18 | 不经肝转化 | 失眠症、术前给药 | 可有短时记忆缺失 |
| 奥沙西泮 | — | 不经肝代谢 | 焦虑、失眠、癫痫 | 为地西泮在肝转化产物 |
| 艾司唑仑 | 2 | 有活性的肝转化物 | 焦虑、失眠、癫痫等 | 口服吸收迅速 |
| 三唑仑 | 2～3 | 有活性羟基化物 | 焦虑、失眠 | 哮喘、肺心病、青光眼禁用 |
| 阿普唑仑 | 10～12 | 有活性的α-羟基阿普唑仑 | 焦虑、失眠、癫痫等 | 活性代谢物浓度低，无临床意义 |
| 氯氮䓬 | 20～24 | 有活性的去甲氯氮䓬 | 焦虑性神经官能症等 | 可耐受和成瘾 |

（王开贞　王丽香）

# 第五章　抗癫痫药和抗惊厥药

## 目 标 要 求

1. 社区医学专业　简述抗癫痫和抗惊厥药的作用、用途、不良反应及防治。

2. 妇幼卫生专业　同“社区医学”。

3. 药剂专业　叙述苯妥英钠的作用、用途、不良反应。比较其他抗癫痫药的作用特点和应用。

## 释　　疑

1. $Na^+$、$K^+$、$Ca^{2+}$、$Cl^-$与癫痫发作和抗癫痫药的作用。

2. 脑内抑制性氨基酸GABA与癫痫发作和抗癫痫药的作用。

3. 苯妥英钠血药浓度长期处于中毒范围时结果如何。

## 习　　题

**一、单项选择题**

1. 癫痫小发作的首选药是

A. 苯巴比妥　B. 丙戊酸钠　C. 乙琥胺　D. 氯硝西泮　E. 地西泮

2. 对癫痫大发作、小发作、精神运动性发作均可应用的药物是

A. 苯巴比妥　B. 乙琥胺　C. 卡马西平　D. 丙戊酸钠　E. 苯妥英钠

3. 癫痫持续状态应首选

A. 苯巴比妥　B. 丙戊酸钠　C. 地西泮　D. 氯氮䓬　E. 苯妥英钠

4. 苯妥英钠抗癫痫作用的机制是

A. 抑制$Na^+$内流，抑制癫痫病灶异常高频放电　B. 抑制脑干网状结构　C. 稳定周围正常脑细胞，降低其兴奋性　D. 抑制骨骼肌的持续痉挛　E. 增强中枢抑制功能

5. 苯妥英钠与苯巴比妥相比，其抗癫痫的特点是

A. 治疗剂量时不抑制中枢神经系统　B. 不良反应轻　C. 作用快　D. 刺激性小，作用强　E. 对各种癫痫都有效

6. 对癫痫小发作无效的药物

A. 乙琥胺　B. 地西泮　C. 苯妥英钠　D. 氯硝西泮　E. 丙戊酸钠

7. 卡马西平最适用于治疗的癫痫

A. 局限性发作　B. 精神运动性发作　C. 小发作　D. 大发作　E. 持续状态

8. 具有抗心律失常作用的抗癫痫药

A. 丙戊酸钠　B. 苯巴比妥　C. 乙琥胺　D. 卡马西平　E. 苯妥英钠

**二、多项选择题**

1. 苯妥英钠与苯巴比妥相比，前者具有

A. 口服吸收缓慢而不规则　B. 约90%与血浆蛋白结合　C. 排泄快，无蓄积性　D. 药物吸收率个体差异较大　E. 显效慢，口服需数天血中才能达到有效浓度。

2. 苯妥英钠可引起的不良反应

A. 胃肠刺激症状　B. 巨幼红细胞性贫血　C. 牙龈增生　D. 畸胎　E. 轻度中毒时，眼球震颤，共济失调

3. 可用于治疗癫痫大发作的药物

A. 苯妥英钠　B. 丙戊酸钠　C. 苯巴比妥　D. 地西泮　E. 抗痫灵

4. 对癫痫持续状态有效的药物

A. 苯巴比妥 B. 地西泮 C. 苯妥英钠 D. 抗痫灵 E. 卡马西平

5. 下列有关苯妥英钠的叙述正确的是

A. 碱性强 B. 不宜肌注给药 C. 不宜突然停药 D. 口服吸收缓慢而不规则 E. 用药后头痛、嗜睡

## 三、判断题

1. 苯妥英钠和丙戊酸钠均可治癫痫大发作和小发作。
2. 苯妥英钠的肝代谢产物为对羟苯基苯乙内酰脲。
3. 癫痫病人控制症状后可立即停药。
4. 苯巴比妥与苯妥英钠均可加速酰胺咪嗪在体内的代谢速度，使其疗效降低。
5. 久服苯妥英钠所致的贫血（巨幼红细胞性），可用叶酸治疗。
6. 苯妥英钠可抑制 $Na^+$和 $K^+$的内流，而呈现抗癫痫作用。
7. 丙戊酸钠的抗癫痫作用与抑制 $Na^+$内流和增加脑内 GABA 含量有关。
8. 乙琥胺对癫痫小发作的疗效优于氯硝西泮。
9. 为防止苯妥英钠静脉注射引起的局部刺激，不可采用静滴法。
10. 治疗外周神经痛，除苯妥英钠外，卡马西平是又一有效药物。

## 四、填空题

1. 长期应用苯妥英钠牙龈增生发生率约为__________；静注时可致__________，静注过快可致__________、__________、__________。
2. 卡马西平用药初半衰期 35 小时，__________周后，半衰期缩短__________。
3. 丙戊酸钠使脑内 GABA 增高的机制是抑制__________，激活__________。
4. 抗癫痫药调整剂量时，一般每隔__________调整一次。
5. 长期应用抗癫痫药一般应持续__________年。
6. 常用的抗惊厥药有__________、__________、__________。

## 五、问答题

1. 久服苯妥英钠引起钙和叶酸缺乏的原因是什么？
2. 久服苯妥英钠引起牙龈增生的原因及防治。

# 答 案

**【释疑】**

1. 晚近研究证明，癫痫发作与 $Na^+$、$Ca^{2+}$、$K^+$和 $Cl^-$离子转运有关，抗癫痫药对上述离子的转运也有一定程度的影响。

$Na^+$：细胞膜内外离子的分布梯度是维持膜生物电活动的基础，这种分布平衡紊乱势必导致膜功能改变。现已证明，癫痫神经元细胞膜对 $Na^+$的通透性明显增加，使大量 $Na^+$进入细胞内，同时因 $Na^+$-$K^+$-ATP 酶活性降低（ATP 消耗增加所致），使 $Na^+$主动外运减少，细胞内 $Na^+$浓度升高，其结果是膜的兴奋性增加。苯妥英钠、丙戊酸钠等药物可阻断癫痫神经元细胞膜上的 $Na^+$通道，减少 $Na^+$内流，使细胞内 $Na^+$浓度降低，以达到稳定细胞膜，减少神经元的放电或阻碍其冲动传递的作用，控制癫痫发作。

$Ca^{2+}$：近年来，$Ca^{2+}$与癫痫活动的关系得到了广泛的研究，$Ca^{2+}$不但与膜兴奋性和肌肉收缩有关。更主要的是其作为细胞内第二信使，参与许多细胞功能活动，如递质合成

与释放，蛋白磷酸化，突触前调控等。研究证明，癫痫神经元细胞膜对 $Ca^{2+}$ 的通透性明显增加，大量外钙内流，进而引发一系列反应，甚至惊厥。因此认为细胞内高钙所致的细胞毒性是癫痫发病机制的主要环节和中心环节，而且很可能是癫痫发生的始发因素。现已证明，大多数抗癫痫药均有钙拮抗作用，如苯妥英钠可阻断电压依赖性钙通道；苯巴比妥纳和苯二氮䓬类可抑制依赖 $Ca^{2+}$-钙调蛋白的蛋白激酶所催化的蛋白磷酸化，后者与癫痫活动中兴奋性递质释放、肌肉收缩等活动有关。

$K^+$：$K^+$ 外流加速，可缩短动作电位时程和不应期，在应用苯妥英钠较大剂量时，能抑制 $K^+$ 外流，延长动作电位时程和不应期，从而控制癫痫发作。

此外，$Cl^-$ 内流增加，可使细胞膜电位出现超极化，从而抑制高频放电的发生和扩散。

2. γ-氨基丁酸（GABA）是脑内最重要的一种抑制性氨基酸，同时在脑内也存在两种 GABA 受体，即 GABAa 和 GABAb 受体。GABAa 受体与苯二氮䓬类受体及 $Cl^-$ 通道组成一个大分子复合物，它们相互间存在依赖 $Cl^-$ 通道的交互变构关系，GABAa 受体兴奋，使 $Cl^-$ 通道开放频率增加，大量 $Cl^-$ 内流引起膜电位超极化，表现为突触传递抑制，呈现中枢抑制及抗癫痫作用。GABAb 受体主要存在于突触前膜并与 $Ca^{2+}$ 通道偶联，激动该受体可阻断 $Ca^{2+}$ 内流而产生突触前抑制。

研究证明，癫痫病人脑内 GABA 合成限速酶——谷氨酸脱羧酶活性降低，且 GABA 受体数目减少。

抗癫痫药增加脑内 GABA 的含量或促进其从突触前膜释放，如丙戊酸钠可增加 GABA 的合成，并减少其分解；苯妥英钠等可直接兴奋 GABAa 受体；苯二氮䓬类和苯巴比妥等则是通过受体变构效应易化 GABAa 受体功能。

3. 苯妥英钠血药浓度长期处于中毒范围时，在儿童可发生永久性小脑功能损伤。有时可出现可逆的“苯妥英脑病”，表现为精神心理异常，注意力和智力减退，反应迟钝，抑郁。也可表现为不自主运动，眼外肌麻痹等。

**【习题】**

**一、单项选择题**

1. B　2. D　3. C　4. C　5. A　6. C　7. B　8. E

**二、多项选择题**

1. ABDE　2. ABCDE　3. ABCE　4. ABC　5. ABCD

**三、判断题**

1. ×　2. √　3. ×　4. √　5. ×　6. ×　7. √　8. ×　9. √　10. √

**四、填空题**

1. 20%　静脉炎　房室传导阻滞　心肌抑制　血压下降

2. 3～4　50%

3. GABA 转氨酶　谷氨酸脱羧酶

4. 一周

5. 3～4

6. 地西泮　水合氯醛　硫酸镁

**五、问答题**

1. 长期应用苯妥英钠引起钙和叶酸缺乏的原因，是因为该药为药酶诱导剂，长期服用能加速维生素D的代谢，使小肠对钙磷吸收减少，从而导致钙缺乏。长期应用也可引起叶酸缺乏，这是由于苯妥英钠抑制二氢叶酸还原酶，使二氢叶酸不能还原为四氢叶酸所致，此时用叶酸治疗效果不佳。

2. 苯妥英钠所致的牙龈增生是由于其降低了胶原酶活性，从而抑制结缔组织的分解代谢，使结缔组织过度增生所致。防治原则是注意口腔卫生，防止牙龈炎，经常按摩牙龈等。一般停药3～6个月可自行消失。

（鹿怀兴　王开贞）

# 第六章　抗精神失常药

## 目标要求

1. 社区医学专业　阐述氯丙嗪的作用、用途、不良反应及防治。

2. 妇幼卫生专业　同“社区医学”。

3. 药剂专业　阐述氯丙嗪的作用、用途、不良反应、禁忌证、药物相互作用。

## 释疑

1. 磷酯酰肌醇的第二信使效应及碳酸锂的抗躁狂作用。

2. 脑内多巴胺通路简介。

## 习题

**一、单项选择题**

1. 氯丙嗪治疗精神病的作用原理是

A. 阻断脑内胆碱受体　B. 阻断中脑边缘系统和中脑皮层通路的多巴胺受体　C. 激动脑内胆碱受体　D. 激动脑内阿片受体　E. 激动网状结构的α受体

2. 氯丙嗪不能用于治疗

A. 放射性呕吐　B. 顽固性呃逆　C. 精神分裂症　D. 人工冬眠　E. 飞行颠簸引起的呕吐

3. 不能与氯丙嗪配伍作人工冬眠疗法的药物

A. 哌替啶　B. 氯丙嗪　C. 异丙嗪　D. 丙咪嗪　E. 5％葡萄糖

4. 氯丙嗪对下列何症无效

A. 躁狂型精神病　B. 顽固性呃逆　C. 人工冬眠　D. 妊娠呕吐　E. 顽固性失眠症

5. 氯丙嗪的降温机制是

A. 抑制内热原释放　B. 仅增加散热过程　C. 抑制前列腺素合成　D. 抑制体温调节中枢　E. 抑制外热原释放

6. 注射氯丙嗪后病人从卧位突然起立的主要反应是

A. 帕金森综合征　B. 静坐不能　C. 急性肌张力障碍　D. 体位性低血压　E. 迟发性运动障碍

7. 配伍下列哪种药物可以减轻氯丙嗪引起的锥体外系症状

A. 氯硝西泮　B. 苯妥英钠　C. 苯海索　D. 苯巴比妥　E. 普鲁本辛

8. 对更年期精神病患者应用下列哪种药为佳

A. 奋乃静　B. 氟奋乃静　C. 硫利哒嗪　D. 氟哌利多　E. 氯氮平

9. 能与芬太尼合用作为神经安定镇痛术的药物是

A. 五氟利多　B. 氯丙嗪　C. 氯氮平　D. 氟哌利多　E. 奋乃静

10. 丙咪嗪（米帕明）抗抑郁症的机制

A. 与显著的镇静安定有关　B. 抑制脑内去甲肾上腺素和5-羟色胺的重摄取　C. 促进脑内去甲肾上腺素的合成　D. 抑制5-羟色胺的合成　E. 兴奋脑干网状结构上行激活系统的α受体

**二、多项选择题**

1. 氯丙嗪的药理作用有

A. 降压作用　B. M受体阻断作用　C. 抑制排乳作用　D. 抗精神病作用　E. 镇吐作用

2. 氯丙嗪的不良反应有

A. 注射时局部刺激　B. 视力模糊　C. 升高血糖　D. 肌张力增强　E. 体位性低血压

3. 具有抗精神病作用的药物

A. 奋乃静　B. 硫利哒嗪　C. 冬眠灵　D. 硫喷妥钠　E. 泰尔登

4. 氟奋乃静的特点是

A. 抗精神病作用比氯丙嗪强　B. 有显著的降温作用　C. 有较强的镇吐作用　D. 容易引起锥体外系反应　E. 也可引起低血压、粒细胞减少

5. 与氯丙嗪比较，氟哌啶醇的特点

A. 有较强的镇吐作用　B. 抗精神病和抗焦虑作用强而持久　C. 对体温无影响　D. 易引起锥体外系反应　E. 显著的镇静催眠作用

6. 碳酸锂的抗躁狂作用机制是

A. 抑制脑内突触部位去甲肾上腺素的释放　B. 促进脑内去甲肾上腺素的再摄取　C. 促进脑内5-羟色胺的合成　D. 干扰脑内磷脂酰肌醇的第二信使作用有关　E. 阻断脑内α受体有关

7. 具有抗抑郁作用的药物是

A. 碳酸锂　B. 丙咪嗪　C. 阿米替林　D. 多塞平　E. 氯氮平

8. 用于治疗顽固性呃逆的药物有：

A. 苯巴比妥　B. 氯丙嗪　C. 丙咪嗪　D. 氟哌啶醇　E. 甲丙氨酯

9. 氯丙嗪的禁忌证有：

A. 严重肝功能不全　B. 昏迷　C. 高血压　D. 抑郁症　E. 严重细菌感染

10. 氯丙嗪可阻断下列受体

A. α受体　B. β受体　C. M受体　D. 多巴胺受体　E. 5-羟色胺受体

**三、判断题**

1. 氯丙嗪引起的低血压可用去甲肾上腺素升压。

2. 氯丙嗪引起的锥体外系反应与阻断中枢的多巴胺受体有关，可用左旋多巴治疗。

3. 丙咪嗪的抗抑郁作用与抑制突触前膜多巴胺重摄取有关。

4. 氟哌啶醇是治疗兴奋躁狂症状的首选药。

5. 奋乃静比氯丙嗪更易诱发锥体外系反应。

6. 氯丙嗪对各种原因所致的呕吐均有强大的镇吐作用。

7. 氯氮平对纹状体内多巴胺受体影响小，故不易引起锥体外系反应。

8. 氯丙嗪有较强的镇静安定作用，加大剂量也可产生麻醉作用。

9. 阿米替林具有抗焦虑作用，适用于伴有焦虑的抑郁症。

10. 氯丙嗪和碳酸锂均可用于治疗躁狂症。

**四、填空题**

1. 氯丙嗪的镇吐作用与阻断________受体有关。

2. 氯丙嗪大剂量应用时出现口干、便秘、瞳孔扩大及尿潴留均与阻断________受体有关。

3. 氯丙嗪引起锥体外系反应的四大表现形式分别为①________；②________；③________；④________。

4. 复方氯丙嗪注射液有________和________组成。

5. 冬眠Ⅰ号由________、________和________加入5%葡萄糖溶液组成。

6. 长期应用氯氮平突然停药可出现________、________及________等。

7. 米帕明对________、________及________抑郁症疗效较好。

8. 阿米替林对兼有________和抑郁症状的病人疗效优于________。

9. 多塞平具有抗________和抗________双重作用，其抗________作用较强。

10. 舒必利又称为________，可用于各种呕吐及急慢性________。

**五、问答题**

1. 氯丙嗪引起的低血压为何不能用肾上腺素治疗。

2. 氯氮平有哪些特点。

## 答　　案

**【释疑】**

1. 近年来研究发现，某些激素或药物作用于受体后，可代谢细胞膜中的磷脂酰肌醇(PI)，最终生成三磷酸肌醇（$IP_3$）和二酰基甘油（DG）。$IP_3$和DG是细胞内的两个第二信使，二者能把细胞外信息分子的信息转导到细胞内，在$Ca^{2+}$的参与下，表现出各种信息效应。

(1) $IP_3$和DG的生成（磷脂酰肌醇循环）总结汇总见下图

(2) $IP_3$和DG的第二信使作用　①关于$IP_3$的第二信使作用，在细胞膜中产生的$IP_3$，由细胞膜进入胞浆，作用于内质网，使内质网储存的$Ca^{2+}$释放到胞液；同时也可促进细胞外的$Ca^{2+}$进胞浆，使胞液中的$Ca^{2+}$升高，$Ca^{2+}$可参与各种钙结合蛋白反应形成复合物，复合物一方面可直接调节某些蛋白质和酶的活性，表现出信息效应，另一方面也

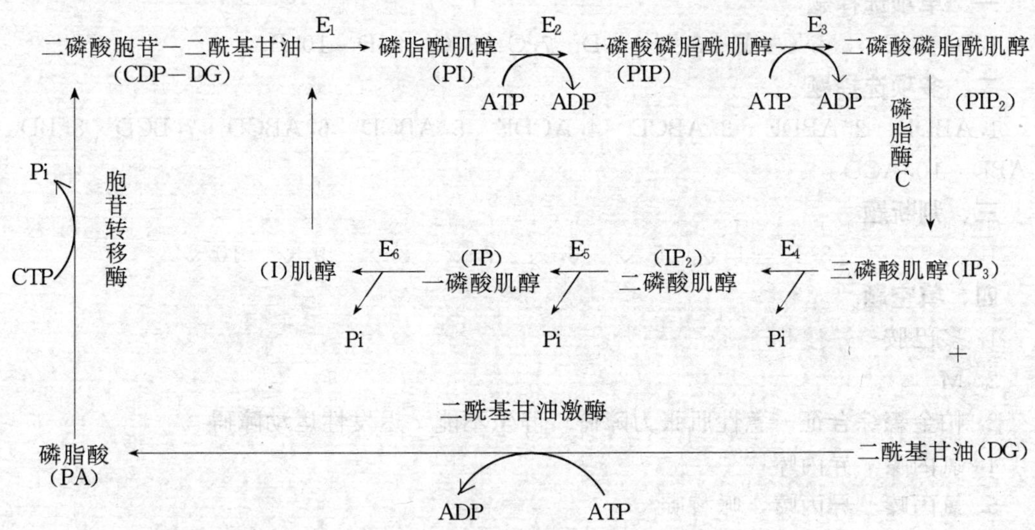


注：$E_1$ 磷脂酰肌醇合成酶　$E_2$ PI 激酶　$E_3$ PIP 激酶　$E_4$～$E_5$ 肌醇磷酸酶

图 6-1　磷脂酰肌醇循环图解

可激活依赖钙-钙调蛋白（$Ca^{2+}$-CaM）的蛋白激酶，$Ca^{2+}$-CaM 蛋白激酶可催化某些蛋白质或酶的磷酸化，进而呈现不同的信息效应。②关于 DG 的第二信使作用，DG 存在于细胞膜中，可激活与细胞膜结合的蛋白激酶 C（PKC），活化的 PKC 可进一步催化一些酶或蛋白质的磷酸化，表现其信息效应。

$IP_3$ 通过 $Ca^{2+}$-CaM 蛋白激酶的信息传递通路和 DG 通过蛋白激酶 C 信息传递通路之间常常是相互协调，或时间上密切配合，共同发挥其调控代谢的作用。

（3）锂盐的抗躁狂作用，躁狂症时脑内去甲肾上腺素浓度升高，去甲肾上腺素与脑内 α 受体结合，可能通过 G 蛋白（$G_{PIC}$蛋白）的转导作用而激活磷脂酶 C，后者促使 $PIP_2$ 生成 $IP_3$ 和 DG，$IP_3$ 和 DG 通过各自的信息传递通路，催化某些蛋白质和酶的磷酸化而介导细胞效应，产生中枢兴奋，如躁动不安等。碳酸锂抑制肌醇磷酸酶，减少肌醇的生成，进而使 $PIP_2$ 生成也减少，因 $PIP_2$ 生成减少，脑内去甲肾上腺素即不能产生原有的效应，从而起到抗躁狂作用。

2. 脑内的多巴胺通路简介如下：①中脑-边缘叶通路和中脑-皮质通路。这两条通路与精神、情绪和行为活动有关，该处的多巴胺能神经起兴奋作用。氯丙嗪等抗精神病药物阻断该通路的多巴胺受体，发挥其抗精神病作用。②黑质-纹状体通路，黑质内多巴胺能神经元的上行纤维到达纹状体（尾核及壳核），与尾-壳核神经元形成突触，释放多巴胺递质，对脊髓前角运动神经元起抑制作用。尾核中也具有胆碱能神经元，与尾-壳核形成突触，释放乙酰胆碱递质，对脊髓前角运动神经元起兴奋作用。多巴胺和乙酰胆碱两种递质作用相反，共同调节运动功能，参与维持锥体外系功能活动的调控。氯丙嗪等阻断黑质-纹状体通路中的多巴胺受体，引起锥体外系反应。③结节-漏斗通路，该通路与调控下丘脑某些激素的分泌有关。氯丙嗪阻断该通路的多巴胺受体，可抑制生长激素的分泌，并促进催乳素释放。

**【习题】**

**一、单项选择题**

1. B 2. E 3. D 4. E 5. D 6. D 7. C 8. C 9. D 10. B

**二、多项选择题**

1. ABDE 2. ABDE 3. ABCE 4. ACDE 5. ABCD 6. ABCD 7. BCD 8. BD 9. ABD 10. ACD

**三、判断题**

1. ✓ 2. × 3. × 4. ✓ 5. ✓ 6. × 7. ✓ 8. × 9. ✓ 10. ✓

**四、填空题**

1．多巴胺

2．M

3．帕金森综合征 急性肌张力障碍 静坐不能 迟发性运动障碍

4．氯丙嗪 异丙嗪

5．氯丙嗪 异丙嗪 哌替啶

6．意识模糊 定向障碍 行为紊乱

7．内源性 反应性 更年期

8．焦虑 丙咪嗪

9．抑郁 焦虑 焦虑

10．止呕灵 精神分裂症

**五、问答题**

1．氯丙嗪可阻断α受体，剂量过大时可致血压下降，此时不能用肾上腺素治疗。因为肾上腺素可兴奋α和β受体，氯丙嗪阻断了α受体，取消了肾上腺素收缩血管的作用，只保留其β型作用，即扩血管作用，因此应用肾上腺素后可使血压进一步降低，使肾上腺素的升压作用翻转为降压。可选用去甲肾上腺素治疗。

2．氯氮平有以下特点：①广谱抗精神病药，在应用其他抗精神病药治疗无效时，换用本品常可奏效；②具有强大的镇静催眠作用；③几乎不发生锥体外系反应。

（王开贞 鹿怀兴）

# 第七章 抗帕金森病药

## 目标要求

1．社区医学专业 简述抗帕金森病药的作用、用途、不良反应及其防治。

2．妇幼卫生专业 同“社区医学”。

3．药剂专业 简述左旋多巴、金刚烷胺、苯海索的作用、用途、不良反应。

## 释 疑

1．帕金森病的发病机制。

2. 左旋多巴开关现象的发生机制。

## 习　题

**一、单项选择题**

1. 下列叙述正确的是

A. 抗精神病药与左旋多巴有协同作用　B. 抗精神病药有抗左旋多巴的作用　C. 左旋多巴对抗精神失常药引起的锥体外系症状有效　D. 左旋多巴不引起心律失常　E. 左旋多巴不宜与安坦合用于震颤麻痹

2. 因加速左旋多巴在外周脱羧生成多巴胺，故不宜与左旋多巴合用的药物

A. 维生素C　B. 维生素$B_1$　C. 维生素$B_6$　D. 维生素$B_{12}$　E. 维生素K

3. 即有抗震颤麻痹作用，又可用于治疗肝昏迷的药物

A. 苯海索　B. 左旋多巴　C. 溴隐亭　D. 金刚烷胺　E. 卡比多巴

4. 即可治疗震颤麻痹，又有抗病毒作用的药物

A. 溴隐亭　B. 苯海索　C. 左旋多巴　D. 金刚烷胺　E. 单胺氧化酶抑制剂

**二、多项选择题**

1. 对溴隐亭正确的叙述是

A. 为多巴胺受体激动剂　B. 显效快，持续时间长　C. 用药后可出现恶心、呕吐　D. 不宜与食物同服　E. 孕妇禁用

2. 对伴有青光眼的震颤麻痹患者进行治疗时，下列哪些药物要禁用

A. 苯海索　B. 金刚烷胺　C. 东莨菪碱　D. 左旋多巴　E. 卡比多巴

3. 常用于治疗震颤麻痹的抗胆碱药

A. 苯海索　B. 阿托品　C. 山莨菪碱　D. 东莨菪碱　E. 普鲁本辛

4. 下列对左旋多巴的叙述，哪些是正确的

A. 对轻、中度病情者疗效较好　B. 奏效较慢　C. 不良反应与外周生成多巴胺有关　D. 有开关现象　E. 不引起心律失常。

**三、判断题**

1. 治疗帕金森病，拟多巴胺药和抗胆碱药合用，可增强疗效。

2. 多巴胺是治疗帕金森病的特效药。

3. 左旋多巴和维生素$B_6$联用治疗帕金森病可增强疗效。

4. 肾上腺素受体激动药可加重左旋多巴对心血管系统的不良反应。

5. 卡比多巴既能提高左旋多巴的疗效，又能显著减轻其不良反应。

6. 苯海索主要用于轻症和不能耐受左旋多巴的患者以及抗精神病药引起的类震颤麻痹综合征。

**四、填空题**

1. 复方金刚烷胺片剂的组成成份是________、________、________。

2. 金刚烷胺的作用是促进脑内________递质的释放，又可激动________受体，从而呈现抗帕金森病作用。

3. 金刚烷胺可阻止病毒穿入________并抑制病毒________作用，可用于预防________病毒的感染。

## 五、问答题

1. 左旋多巴与卡比多巴配伍的意义。

2. 为什么抗精神病药引起的锥体外系反应，应用拟多巴胺药治疗无效。

# 答　　案

**【释疑】**

1. 帕金森病是由于脑内黑质中多巴胺能神经元变性，且参与多巴胺合成的酪氨酸羧化酶和多巴脱羧酶也减少，故黑质-纹状体通路多巴胺能神经功能减弱，多巴胺递质生成减少，使胆碱能神经功能相对占优势，因而出现一系列肌张力增高的表现，如震颤、强直、运动缓慢及姿势障碍等。

2. 左旋多巴的开关现象表现为："开"时症状减轻，可见多动不安；"关"时症状明显加重，可见肌强直，运动不能。这种症状的波动是由于选择性去神经作用或由于药物引起的超敏反应。

**【习题】**

## 一、单项选择题

1. B　2. C　3. B　4. D

## 二、多项选择题

1. ABCD　2. ACD　3. AD　4. ABCD

## 三、判断题

1. ✓　2. ×　3. ×　4. ✓　5. ✓　6. ✓

## 四、填空题

1. 金刚烷胺　氨基比林　马来酸氯苯那敏

2. 多巴胺　多巴胺

3. 宿主细胞　脱壳　亚洲甲型流感

## 五、问答题

1. 左旋多巴口服吸收后，在外周大部分脱羧变成了多巴胺，实际进入中枢的左旋多巴不足用量的1%。在外周生成的多巴胺容易引起不良反应，因进入中枢的左旋多巴量少，影响了临床治疗效果。基于此，在服用左旋多巴的同时加用卡比多巴，因后者为多巴脱羧酶抑制剂，故可减少左旋多巴在外周的脱羧，使其进入中枢的量增多，即两者配伍左旋多巴用量减小，疗效增强，不良反应减少。

2. 氯丙嗪等抗精神病药引起的锥体外系反应，应用拟多巴胺类药物治疗无效，甚至加重发作。这是因为该反应并非由于黑质-纹状体神经元变性所致，而是因抗精神病药阻断了多巴胺受体，使多巴胺能神经功能缺失，乙酰胆碱能神经相对占优势，此时脑内多巴胺递质并未减少，甚或由于代偿作用而增加，此时若再用促进多巴胺合成的左旋多巴，并无治疗作用。有时甚至能加重锥体外系反应中的迟发性运动障碍的发生。

（鹿怀兴　王开贞）

# 第八章　镇　痛　药

## 目 标 要 求

1. 社区医学专业　比较吗啡和哌替啶的作用、用途、不良反应及应用注意事项。

2. 妇幼卫生专业　用“社区医学”。

3. 药剂专业　阐述吗啡、哌替啶的作用、用途、不良反应。比较其他镇痛药的作用特点和应用。

4. 医学影像诊断专业　简述各药物特点及用药时的注意事项。

5. 口腔医学专业　详述镇痛药的作用、应用及注意事项。

## 释　　疑

1. 激动各型阿片受体的效应及药物作用比较。

2. P 物质及其与镇痛药的关系。

3. 为什么二氢埃托啡镇痛作用强而成瘾性却很小。

## 习　　题

**一、单项选择题**

1. 吗啡的镇痛作用是由于

A. 抑制外周感觉神经末梢　B. 抑制大脑边缘系统　C. 激动第三脑室及导水管周围灰质的阿片受体　D. 抑制中枢的阿片受体　E. 抑制脑干网状结构上行激活系统

2. 治疗内脏绞痛最好选用

A. 哌替啶＋阿托品　B. 罗通定＋阿托品　C. 氯丙嗪＋阿托品　D. 氯丙嗪＋哌替啶　E. 吗啡＋阿托品

3. 具有镇痛作用，但不列为麻醉品的是

A. 吗啡　B. 芬太尼　C. 喷他佐辛　D. 哌替啶　E. 二氢埃托啡

4. 镇痛作用最强的药物是

A. 芬太尼　B. 吗啡　C. 二氢埃托啡　D. 强痛定　E. 美沙酮

5. 吗啡不宜用于何种止痛

A. 分娩止痛　B. 外伤剧痛　C. 肿瘤晚期疼痛　D. 心肌梗死疼痛　E. 手术后剧痛

6. 阿片受体拮抗剂

A. 美沙酮　B. 芬太尼　C. 纳洛酮　D. 喷他佐辛　E. 罗通定

7. 哌替啶比吗啡常用的原因

A. 镇痛作用比吗啡强　B. 成瘾性产生慢且轻　C. 无呼吸抑制作用　D. 有平滑肌解痉作用　E. 显效快时间长

8. 吗啡没有以下哪种作用

A．抑制呼吸　B．提高胃肠平滑肌张力　C．镇咳　D．散瞳　E．镇痛

9．吗啡的禁忌证不包括

A．颅内压增高　B．支气管哮喘　C．肺心病　D．严重肝功能不全　E．心原性哮喘

10．乙醇中毒时的躁动不安可注射

A．哌替啶　B．二氢埃托啡　C．纳洛酮　D．强痛定　E．喷他佐辛

**二、多项选择题**

1．对瞳孔有缩小作用的药物是

A．哌替啶　B．吗啡　C．东莨菪碱　D．有机磷　E．毒扁豆碱

2．治疗量的吗啡可引起下列哪些不良反应

A．眩晕　B．嗜睡　C．便秘　D．呼吸抑制　E．排尿困难

3．与吗啡比较，哌替啶有下列特点

A．镇痛作用弱　B．中毒后出现中枢兴奋　C．无成瘾性　D．有明显的镇静作用　E．缩小瞳孔

4．吗啡治疗心原性哮喘的机制是

A．扩张外周血管，减轻心脏负担　B．镇静　C．镇痛　D．抑制呼吸　E．松弛支气管平滑肌

5．哌替啶可用于

A．各种锐痛　B．人工冬眠　C．麻醉前给药　D．各种原因所致的呕吐　E．心原性哮喘

6．二氢埃托啡与吗啡比较有以下特点

A．镇痛作用强大　B．成瘾性小　C．有诱导麻醉作用　D．可解除内脏平滑肌痉挛　E．治疗量有较强的呼吸抑制作用

7．芬太尼的特点是

A．镇痛作用强　B．显效快　C．成瘾性小　D．解痉效果好　E．维持时间短

8．吗啡成瘾的表现有

A．烦躁不安　B．精神萎靡　C．流泪出汗　D．腹泻　E．虚脱和意识丧失

9．对罗通定的论述相符的是

A．有较强的镇静催眠作用　B．镇痛作用不及哌替啶，但比解热镇痛药强　C．对慢性持续性钝痛有较好的镇痛效果　D．无成瘾性　E．大剂量对呼吸有抑制作用

**三、判断题**

1．吗啡既可用于心原性哮喘，又可治疗支气管哮喘。

2．镇痛药成瘾是因久用后抑制阿片受体，停药后阿片受体被激活所致。

3．强痛定注射或口服其镇痛作用明显，且无成瘾性和耐受性。

4．吗啡急性中毒表现为昏迷、呼吸深度抑制、瞳孔极度缩小、血压下降等。

5．哌替啶因具有镇静作用，并可减少麻醉药用量，缩短诱导期，故可用于麻醉前给药。

6．二氢埃托啡不仅可口服给药，且舌下或注射给药均易发挥作用。

7．可乐定协助吗啡脱瘾的机制是促进蓝斑核放电。

8. 喷他佐辛又名镇痛新，具有非成瘾性镇痛药之称。

9. 罗通定的突出优点是无成瘾性，不抑制呼吸且伴有镇静作用。

10. 吗啡成瘾的戒断症状与蓝斑核放电加速有关。

**四、填空题**

1. 哌替啶的临床用途是__________、__________、__________、__________。

2. 在镇痛药中，镇痛作用最强的是__________，极易成瘾的是__________，易致呼吸抑制和便秘的是__________。

3. 哌替啶可与__________、__________合用于人工冬眠疗法。

4. 二氢埃托啡配伍__________或__________可使镇痛作用延长。

5. 安那度为短效镇痛药，皮下注射10～20mg，一般__________分钟后见效，静注20～30mg，__________分钟内见效。

**五、问答题**

1. 简述吗啡类药物耐受与成瘾的机制。

2. 简述二氢埃托啡的作用特点。

3. 吗啡与喷他佐辛同用能否增强镇痛疗效。

# 答　案

**【释疑】**

1. 阿片受体分为$\mu$、$\delta$、$\kappa$和$\sigma$四种类型（其中$\mu$、$\delta$、和$\sigma$受体又可分为Ⅰ和Ⅱ两亚型，在此不作亚型介绍）。激动各型阿片受体呈现的效应不同，各种内阿片肽和吗啡类药物对不同类型的阿片受体的亲和力及内在活性也不完全相同，有些药物是激动剂，有些药物对某一型是激动剂或部分激动剂，而对另一型则是拮抗剂。所以吗啡类镇痛药的镇痛作用强度、成瘾性等都不完全相同（表8-1）。

表8-1　激动各型阿片受体的效应及药物作用比较

| 效应 | $\mu$ | $\delta$ | $\kappa$ | $\sigma$ |
|---|---|---|---|---|
| 激动时效应 | | | | |
| 镇痛 | 脊髓以上水平 | 脊髓水平 | 脊髓水平 | 无 |
| 呼吸抑制 | ++ | ++ | + | − |
| 瞳孔 | 缩小 | 缩小 | − | 散大 |
| 胃肠活动 | 减少 | 减少 | − | − |
| 行为精神活动 | 欣快++ | 欣快++ | 烦躁不安+ | 烦躁不安++ |
| | 镇静++ | 镇静++ | 镇静+ | 致幻 |
| 成瘾性 | ++ | ++ | + | − |
| 阿片类药物 | | | | |
| 完全激动药 | | | | |
| 吗啡 | +++ | + | ++ | − |

（续表）

| 效应 | μ | δ | κ | σ |
| --- | --- | --- | --- | --- |
| 哌替啶 | ++ | + | + | − |
| 可待因 | + | + | + | − |
| 二氢埃托啡 | +++ | +++ | +++ | − |
| 芬太尼 | +++ | + | − | − |
| 部分激动药 | | | | |
| 喷他佐辛 | （拮抗+） | + | ++ | + |
| 拮抗药 | | | | |
| 纳洛酮 | （拮抗+++） | （拮抗++） | （拮抗++） | （拮抗+） |

注：括号内＋号数目表示拮抗程度

2.P 物质（substance powder，简称 SP），是由 11 个氨基酸组成的直链多肽，现已能从体内分离或人工合成。在中枢和外周神经系统均有 SP 神经元分布，SP 神经元末梢释放 SP 与受体结合后，可产生多种生理效应。在中枢 SP 具有中枢递质的作用，在痛觉传导中，背根神经节的 SP 神经兴奋时，末梢释放的 SP 可使疼痛信息沿着脊髓-丘脑束上传致皮层而产生痛觉。然而在同一种神经末梢还存在着阿片受体，当附近的抑制性脑啡肽神经元释放脑啡肽，并与该处阿片受体结合时，便可抑制 SP 的释放，从而阻抑痛觉传导，这也是外源性吗啡类镇痛药发挥镇痛效应的机制之一。在外周 SP 具有扩张小动脉、收缩小静脉、兴奋胃肠平滑肌等作用。

目前对 SP 的贮存、释放和灭活过程，尚不甚清楚。

3. 传统的观点认为，吗啡类镇痛药镇痛作用越强，欣快感越明显，成瘾性也越大。而二氢埃托啡的作用违背了这一传统观点，其对不同阿片受体的亲和力比吗啡强 3 个数量级以上，而且对 μ 阿片受体的选择性很高，因而镇痛作用很强，但成瘾性却很小。这说明激动剂对阿片受体亲和力的强弱与镇痛的关系密切，与成瘾的关系则不完全平行，这似乎也可说明，镇痛机制与成瘾机制不完全相同。通过以上理论有学者推测，阿片受体激动剂的强弱是指对已知的几个阿片受体，特别是 μ 受体亲和力的强弱，有可能这几个受体都不是介导成瘾的主要受体，另有尚未发现的受体才与介导成瘾有关。

**【习题】**

**一、单项选择题**

1.C　2.A　3.C　4.C　5.A　6.C　7.B　8.D　9.E　10.C

**二、多项选择题**

1.BDE　2.ABCDE　3.ABD　4.ABD　5.ABCE　6.ABD　7.ABCE　8.ABCDE　9.BCDE

**三、判断题**

1.×　2.×　3.×　4.√　5.√　6.×　7.×　8.√　9.×　10.√

**四、填空题**

1. 各种刺痛　麻醉前给药　人工冬眠　心原性哮喘

2. 二氢埃托啡　吗啡　吗啡

3. 氯丙嗪　异丙嗪

4. 速可眠　地西泮

5. 5分钟　1～2分钟

**五、问答题**

1. 吗啡类药物反复多次应用后，机体可产生耐受性和成瘾性，这时必须加大剂量才能达到原先的镇痛及精神情绪欣快的作用，一旦停药则出现戒断症状，此时即已成瘾。有关吗啡耐受和成瘾的机制，一般认为中枢的阿片受体经常处在一定基础水平的脑啡肽的作用下，当给予吗啡时，吗啡与尚未占领的阿片受体结合，增强了脑啡肽系统的镇痛作用。当连续给予吗啡时，通过负反馈抑制脑啡肽神经元合成和释放脑啡肽，此时机体需更多的吗啡以补充脑啡肽的减少，这可能就是耐受现象产生的原因，一旦停用吗啡，阿片受体即无吗啡激动又无脑啡肽的作用，从而出现一系列戒断症状。实验研究发现，戒断症状的出现是由于蓝斑核放电所致，蓝斑核由去甲肾上腺素能神经元组成，且阿片受体分布密集，吗啡或脑啡肽均可抑制蓝斑核的放电，一旦停药则放电加速，同时出现戒断症状，这提示戒断症状与蓝斑核去甲肾上腺素能神经元活动增强有关。因此应用可乐定（抗高血压药）激动去甲肾上腺素能神经元的$\alpha_2$受体，以抑制蓝斑核放电，可抑制戒断症状的出现，协助脱瘾。

2. 二氢埃托啡是我国药理学家研制的高效镇痛药，其突出的特点是：①镇痛作用比吗啡强6 000～10 000倍，每次舌下含化20～40$\mu$g，即可呈现明显的镇痛作用；②除可用于各种镇痛外，还具有解痉和镇静作用，故可用于内脏绞痛及肝昏迷早期的躁动不安等；③成瘾性很小，可用于戒毒脱瘾。

3. 吗啡为阿片受体完全激动剂，喷他佐辛为部分激动剂，二都联用时，喷他佐辛能阻断$\mu$受体，而吗啡的镇痛作用则主要是通过激动$\mu$受体呈现的，该受体被喷他佐辛占领后，减少了吗啡与该受体的结合，所以二者联用时，可使吗啡的镇痛作用减弱。

（王开贞　鹿怀兴　宋晋）

# 第九章　解热镇痛抗炎药

## 目 标 要 求

1. 社区医学专业　阐述解热镇痛药的作用、作用机制及合理应用；说出阿司匹林的作用、用途、不良反应及其防治；比较对乙酰氨基酚、安乃近、吲哚美辛的作用特点及其应用。

2. 妇幼卫生专业　同“社区医学”

3. 药剂专业　阐述解热镇痛抗炎药的药理作用；比较阿司匹林、对乙酰氨基酚、安乃近、布洛芬、吲哚美辛、萘普生、氯灭酸的作用特点及应用。

4. 医学影像诊断专业　阐述解热镇痛抗炎药的作用及作用原理；比较常用药物的作用特点、应用及不良反应。

5. 口腔医学专业　详述解热镇痛药的作用、应用及注意点。

## 释　　疑

1. 阿司匹林防止血栓形成为何用小剂量。
2. $TXA_2$ 与 $PGI_2$。
3. 为什么合成 $PGI_2$ 的酶亦称为 PG 合成酶。
4. 阿司匹林哮喘的发病机制，为何用肾上腺素治疗无效。

## 习　　题

**一、单项选择题**

1. 小儿退热可选用以下何药滴鼻

A. 阿司匹林　B. 萘普生　C. 安乃近　D. 氯丙嗪　E. 布洛芬

2. 下列哪种药物几乎无抗炎作用

A. 阿司匹林　B. 吲哚美辛　C. 炎痛喜康　D. 对乙酰氨基酚　E. 氯灭酸

3. 阿司匹林的解热作用机制是

A. 直接抑制体温调节中枢　B. 刺激下丘脑 PG 的合成和释放　C. 抑制下丘脑 PG 的合成和释放　D. 抑制外周 PG 合成　E. 促进外周 PG 的合成

4. 阿司匹林的镇痛作用原理是

A. 直接抑制感觉神经末梢　B. 促进外周 PG 的合成　C. 抑制外周 PG 的合成　D. 抑制痛觉中枢　E. 激活中枢的阿片受体

5. 解热镇痛药的解热特点是

A. 使发热病人的体温降至正常水平以下　B. 使正常人体温降至正常水平以下　C. 配合物理降温，使体温降至正常以下　D. 使发热病人体温降至正常水平　E. 对细菌感染所致的发热效果最好

6. 与解热镇痛抗炎药抗炎作用机制无关的是

A. 抑制炎症反应时 PG 的合成　B. 抑制缓激肽等致炎物质的合成释放　C. 配合抗菌药增强其抗炎作用　D. 与稳定溶酶体膜有关　E. 对急性风湿性关节炎具有退热止痛，减少渗出，减轻肿胀作用

7. 阿司匹林不宜用于

A. 预防血栓形成　B. 治疗胆道蛔虫症　C. 治疗风湿痛　D. 治疗胃肠绞痛　E. 预防心肌梗死

8. 可引起高铁血红蛋白症的药物

A. 安乃近　B. 阿司匹林　C. 吲哚美辛　D. 对乙酰氨基酚　E. 贝诺酯

9. 发热并伴溃疡病的病人宜选用的解热镇痛药是

A. 安乃近　B. 阿司匹林　C. 萘普生　D. 对乙酰氨基酚　E. 布洛芬

10. 阿司匹林预防脑血管栓塞应采用

A．大剂量突击治疗　B．大剂量长疗程　C．小剂量长疗程　D．大剂量短疗程　E．小剂量短疗程

**二、多项选择题**

1．阿司匹林的不良反应有

A．胃粘膜刺激症状　B．凝血障碍　C．中枢兴奋　D．诱发支气管哮喘　E．水杨酸反应

2．抗炎抗风湿的疗效与下列作用有关

A．抑制 PGE 的生物合成　B．抑制炎症介质的产生和释放　C．稳定溶酶体膜　D．抑制儿茶酚胺类物质释放　E．解热镇痛作用

3．安乃近的特点有

A．作用快而强　B．解热作用尤为突出　C．久用引起粒细胞减少　D．偶可致过敏性休克　E．严重者发生剥脱性皮炎

4．具有抗血小板聚集作用的药物

A．阿司匹林　B．吲哚美辛　C．布洛芬　D．吡罗昔康　E．氯芬那酸

5．在解热镇痛药复方制剂中，除含有解热镇痛药外，有的还与下列药物配伍

A．马来酸氯苯那敏　B．右美沙芬　C．咖啡因　D．苯巴比妥　E．伪麻黄碱

**三、判断题**

1．贝诺酯是对乙酰氨基酚与阿司匹林的酯化产物。

2．氯芬那酸主要用于风湿、类风湿性关节炎，一般不做解热镇痛药用。

3．解热镇痛药因不成瘾、不抑制呼吸，故是治疗内脏绞痛的常用药。

4．应用对乙酰氨基酚，可致肝肾损害，甚至引起肝坏死和肾乳头坏死。

5．与吲哚美辛相比萘普生不良反应较少，耐受良好。

6．肾上腺素是治疗阿司匹林哮喘的首选药。

7．萘普生与阿司匹林有交叉过敏性，对过敏体质二者均不可应用。

8．吡罗昔康一日一次服药即可维持有效血液浓度。

**四、填空题**

1．为减轻阿司匹林的胃肠道反应，可同服________；有出血倾向时可用________防治；过敏反应可用________治疗；出现水杨酸反应时，可静滴________以加速排泄。

2．吲哚美辛的禁忌证是________、________、________、________、________、________及________。

3．指出下列药物的别名：对乙酰氨基酚________，贝诺酯________，吲哚美辛________，布洛芬________，萘普生________，吡罗昔康________。

4．阿司匹林防止血栓形成采用小剂量的原因是________ $TXA_2$ 合成酶。

**五、问答题**

1．列表比较阿司匹林与哌替啶作用、作用机制、用途及主要不良反应有何不同。

2．列表比较阿司匹林与氯丙嗪对体温的影响有何不同。

3．右美沙芬、双氯灭痛、安替比林、人工牛黄、伪麻黄碱、非那西丁、氨基比林简介。

# 答　案

**【释疑】**

1. 这是因为在血小板中的PG合成酶对阿司匹林的敏感性较血管壁中PG合成酶为高。当应用小剂量时血小板中的PG合成酶即可受到抑制，进而抑制$TXA_2$的生成，从而阻止血小板聚集。当应用较大剂量（解热镇痛剂量）时，血小板和血管壁中的PG合成酶同时受到抑制，即$TXA_2$和$PGI_2$的生成同时受抑，故阿司匹林防止血栓形成必须用小剂量。其具体用量有人建议每日口服75mg；又有资料载称一日0.3g。

2. $TXA_2$和$PGI_2$二者为生理性对抗剂。前列腺素（PG）在体内分布广泛，为二十碳不饱合脂肪酸。PG主要来自花生四烯酸（AA），AA来源于食物亚油酸和肉类成分，吸收后在体内以磷脂结合的形式存在于细胞膜，当细胞膜受到刺激时，便激活膜上的磷脂酶，使膜上的磷脂释放出AA，后者在环加氧酶的作用下，生成$PGG_2$，$PGG_2$在谷胱甘肽还原酶的作用下生成$PGH_2$，$PGH_2$性质很不稳定，为多种PG的前体物质。在血小板中，$PGH_2$经血栓素合成酶的作用，生成血栓素$A_2$（thromboxane $A_2$，简称为$TXA_2$）；在血管内皮细胞，$PGH_2$经前列腺素合成酶的作用，生成前列环素（$PGI_2$）。在血小板、心脏及冠状动脉等组织器官，存在着$TXA_2$和$PGI_2$受体，$TXA_2$与$PGI_2$与受体结合后在调控血小板功能及动脉血管舒缩等方面呈现相反的生理效应，二者为生理性对抗剂。

$TXA_2$为血小板聚集诱导剂和动脉血管收缩剂，能使贮存在血小板致密颗粒内的$Ca^{2+}$进入胞浆，引起释放反应；也可抑制腺苷酸环化酶，降低血小板内cAMP的浓度，cAMP能抑制血小板粘附、聚集和释放反应；$TXA_2$促进血小板聚集和血管收缩作用，也与其促进血小板释放5-HT有关；$TXA_2$也是引起心肌缺血和血栓性疾病的重要介质，可加重心肌的缺血缺氧。

$PGI_2$是血小板聚集抑制剂和血管扩张剂。可抑制血小板的粘着、聚集和释放反应，还具有抑制血小板释放AA和转化成$TXA_2$的作用，也可直接扩张血管。同时，$PGI_2$在不改变$TXA_2$生物合成的情况下，抑制5-HT的释放。$PGI_2$的上述作用与增强血小板腺苷酸环化酶的活性，提高cAMP的浓度和抑制$Ca^{2+}$转移有关。在血管受到严重损伤时，胶原组织暴露，此处合成$PGI_2$功能丧失，$TXA_2$相对增多，从而促进血小板聚集而形成血栓。$PGI_2$抗血小板聚集，扩张冠脉，增加心肌缺血区血流量，减慢心率，降低心肌耗氧量，对心肌缺血具有保护作用。

$TXA_2$在水溶液中不稳定，很快降解成$TXB_2$，半衰期仅为30秒，而在血浆中的半衰期为6分钟。$PGI_2$的性质不稳定，半衰期为2～3分钟，在中性溶液中可水解成6-酮$PGF_{1\alpha}$。

3. 花生四烯酸（AA）在环加氧酶的作用下生成$PGG_2$，后者在谷胱甘肽还原酶的作用下生成$PGH_2$，$PGH_2$在异构酶的作用下生成$PGE_2$和$PGD_2$；$PGH_2$在PG合成酶的作用下生成$PGF_{2\alpha}$。由于不同组织细胞含有的酶不相同，故生成的PG也不相同。除上述经典的PG类物质外，$PGH_2$还能代谢生成二种具有高度生物活性的类前列腺素，即在血小板合成的$TXA_2$和在血管内皮细胞合成的$PGI_2$，因为$PGI_2$为类前列腺素，故其合成酶习惯上仍称为前列腺素合成酶。但也有些书籍称其为前列环素合成酶。

4. 某些哮喘病患者或有哮喘病史者，服用阿司匹林等解热镇痛抗炎药后诱发的哮喘，称为“阿司匹林哮喘”。该哮喘多见于成年人，病情严重而顽固，甚至死亡。目前认为，此哮喘的发生与解热镇痛抗炎药抑制前列腺素（PG）的合成有关。现已知花生四烯酸有两条代谢途径，一条是通过环加氧酶的作用合成PGE，PGE可扩张支气管，并可对抗组胺引起的支气管收缩。第二条途径是花生四烯酸在脂氧化酶的作用下生成白三烯，后者对支气管平滑肌有收缩作用。由于阿司匹林等解热镇痛抗炎药抑制环加氧酶，阻碍PGE的合成，使内源性支气管舒张物质减少，而由花生四烯酸生成的白三烯相对增多，导致内源性支气管收缩物质占优势，引起支气管收缩痉挛而诱发哮喘。

**【习题】**

**一、单项选择题**

1.C　2.D　3.C　4.C　5.D　6.C　7.D　8.D　9.D　10.C

**二、多项选择题**

1.ABDE　2.ABCE　3.ABCDE　4.AC　5.ABCDE

**三、判断题**

1.√　2.√　3.×　4.√　5.√　6.×　7.√　8.√

**四、填空题**

1. 抗酸药或肠溶片　维生素K　抗组胺药　碳酸氢钠
2. 溃疡病　帕金森病　癫痫　精神失常　孕妇　儿童　肾功能不全
3. 扑热息痛　扑炎痛　消炎痛　异丁洛芬　消痛灵　炎痛喜康
4. 抑制

**五、问答题**

1. 阿司匹林与哌替啶作用、作用机制、用途及主要不良反应的不同点比较，见表9-1。

表9-1　阿司匹林与哌替啶比较表

| 药物 | 作用 | 机制 | 用途 | 不良反应 |
|---|---|---|---|---|
| 阿司匹林 | 解热镇痛<br>抗炎抗风湿<br>抑制血小板聚集 | 抑制PG合成酶<br><br>抑制$TXA_2$合成酶 | 发热、钝痛、<br>风湿类风湿<br>血栓形成 | 胃肠反应<br>凝血障碍<br>过敏反应等 |
| 哌替啶 | 镇痛<br>抑制呼吸等 | 激动阿片受体 | 各种锐痛、<br>麻醉前给药<br>人工冬眠等 | 耐受性<br>成瘾性 |

2. 阿司匹林与氯丙嗪对体温影响的不同点比较，见表9-2。

表9-2　阿司匹林与氯丙嗪对体温作用的比较

| 药名 | 作用机制 | 降温特点 | 临床意义 |
|---|---|---|---|
| 阿司匹林 | 抑制体温调节<br>中枢PG合成酶 | 发热的体温降至正常 | 用于发热 |
| 氯丙嗪 | 抑制体温调节中枢 | 发热或正常体温降至<br>正常以下（配合物理降温） | 人工冬眠 |

3. 对右美沙芬、双氯灭痛、安替比林、人工牛黄、伪麻黄碱、非那西丁、氨基比林简介如下：

右美沙芬（dextromethorphane）又名美沙芬、右甲吗喃、普西兰。为中枢性镇咳药，抑制延髓咳嗽中枢，其镇咳作用与可待因相当或略强，但无止痛作用。长期服用无成瘾性和耐受性，一般治疗量不发生呼吸抑制，毒性低，不良反应少。口服15～30分钟即显效，持续3～6小时，服用较大剂量时，镇咳作用可维持8～12小时。适用于感冒咳嗽、急慢性支气管炎、支气管哮喘、咽炎、喉炎、肺结核及其他呼吸道炎症所致的咳嗽。偶有头晕、头痛、嗳气、食欲不振及便秘等，孕妇及痰多病人慎用。右美沙芬溴酸盐片剂，10mg、15mg，糖浆15mg/5ml。一次10～30mg，一日3次。（在复方制剂黑加白中，每片含右美沙芬15mg）

双氯灭痛（diclofenac）药典名为双氯芬酸。为一强效抗炎镇痛药，口服吸收迅速，服后1～2小时血中浓度达高峰，其镇痛、抗炎及解热作用比吲哚美辛强2～2.5倍，比阿司匹林强26～50倍。故用量小，不良反应少。主要用于风湿类风湿性关节炎及各种原因引起的发热等。可引起胃肠反应、头晕、头痛、皮疹。肝肾损害及有溃疡病史者慎用，妊娠头三个月禁用。双氯灭痛片剂：25mg。一次25mg，一日3次。栓剂：50mg。一次50mg，一日2次。注射剂：75mg/2ml。一次75mg，一日一次深部肌注。（在复方制剂感冒通中，每片含15mg）

安替比林（antipytrine）解热镇痛作用和非那西丁相似，但由于其毒性大，故不单独应用。目前多与其他解热镇痛药制成复方制剂使用。易发生皮疹、紫绀、消化不良、失眠、虚脱及粒细胞减少等（在复方制剂安痛定注射液中，每2ml含0.04g）。

人工牛黄（artificial bezoar）的配方组成为胆红素0.7g、磷酸三钙3.0g、牛羊胆酸12.5g、硫酸镁1.5g、猪胆酸15g、硫酸亚铁0.5g、胆固醇2.0g、淀粉加至100g。具有解热、消炎、祛痰、定惊等功能。治疗热病谵狂、神昏不语及小儿风热惊厥等。外用治疗咽喉肿痛、口疮等症，主要用于配制含牛黄的复方制剂。口服一次0.5～1.0g，一日3次（在感冒通中，每粒含15mg）。

伪麻黄碱（isoephedrine）为麻黄碱的旋光异构体，作用与麻黄碱相似而略弱，加快心率升高血压和中枢兴奋作用也较弱。本品常与抗过敏药、解热镇痛药合用治疗感冒等（在白加黑片中，每片含0.03g）。

此外，非那西丁，氨基比林均为老牌的解热镇痛药，均因毒性反应大而被“淘汰”，只允许在复方制剂中应用（非那西丁在复方阿司匹林中，每片含0.162g；在去痛片中每片含0.15g。氨基比林在去痛片中，每片含0.15g；在安痛定注射液中，每支/2ml含0.1g）。

（王开贞　尹秀芬）

# 第十章　中枢兴奋药

## 目标要求

1. 社区医学专业　分析比较咖啡因、尼可刹米、山梗莱碱的作用特点及其应用。

2. 妇幼卫生专业　同“社区医学”。

3. 药剂专业　比较各类中枢兴奋药的作用特点和应用。

4. 医学影像诊断专业　阐述常用药物的作用特点、应用及不良反应。

5. 口腔医学专业　述说中枢兴奋药的应用及注意事项。

## 释　疑

腺苷及腺苷受体简介

## 习　题

**一、单项选择题**

1. 中枢兴奋药对循环衰竭或心跳骤停所致的呼吸衰竭

A. 首选　B. 次选　C. 疗效较好　D. 疗效不佳或无效　E. 用量视病情而定

2. 治疗一氧化碳中毒宜选用

A. 尼可刹米　B. 哌醋甲酯　C. 二甲弗林　D. 山梗菜碱　E. 氯酯醒（甲氯芬酯）

3. 尼可刹米对下列哪种呼吸衰竭疗效较好

A. 巴比妥类中毒　B. 肺心病及吗啡中毒　C. 硫酸镁中毒　D. 有机磷酸酯中毒　E. 吸入麻醉药中毒

4. 治疗新生儿窒息首选

A. 尼可刹米　B. 山梗菜碱　C. 咖啡因　D. 二甲弗林　E. 胞磷胆碱

5. 对尼可刹米叙述错误的是

A. 主要直接兴奋呼吸中枢　B. 作用温和，安全范围较大　C. 常用于吗啡中毒引起的呼吸抑制　D. 过量不易惊厥　E. 对巴比妥类中毒疗效较差

6. 可治疗儿童多动症的药物是

A. 咖啡因　B. 二甲弗林　C. 山梗菜碱　D. 哌醋甲酯　E. 尼可刹米

7. 咖啡因的中枢兴奋作用机制是

A. 兴奋腺苷受体　B. 阻断腺苷受体　C. 抑制磷酸二酯酶　D. 激活磷酸二酯酶　E. 直接兴奋大脑皮层

8. 偏头痛发作时可选用

A. 咖啡因麦角胺　B. 阿司匹林　C. 哌替啶　D. 可待因　E. 消炎痛（吲哚美辛）

9. 甲氯芬酯的作用机制是

A. 促进脑细胞的氧化还原过程　B. 兴奋呼吸中枢　C. 兴奋心血管运动中枢　D. 提高呼吸中枢的兴奋性　E. 降低机体耗氧量

10. 胞磷胆碱的催醒作用是通过以下机制呈现的

A. 促进卵磷脂的合成　B. 直接参与脑代谢　C. 为卵磷脂合成成份　D. 抑制卵磷脂分解　E. 为中枢兴奋递质

**二、多项选择题**

1. 抢救中枢性呼吸衰竭的综合措施是

A. 人工呼吸　B. 吸氧　C. 输液　D. 注射升压药　E. 注射呼吸兴奋药

2. 尼可刹米的作用机制是

A. 直接兴奋延髓呼吸中枢　B. 刺激颈动脉体和主动脉体化学感受器　C. 提高呼吸中枢对 $CO_2$ 的敏感性　D. 对血管运动中枢也有兴奋作用　E. 兴奋迷走中枢

3. 山梗菜碱的用途有

A. 心跳骤停所致呼吸衰竭　B. 新生儿窒息　C. 一氧化碳中毒　D. 中枢抑制药及传染病所致的呼吸衰竭　E. 呼吸肌麻痹

**三、判断题**

1. 山梗菜碱既使应用大剂量也不会发生惊厥。
2. 二甲弗林的作用比尼可刹米强，易致惊厥。
3. 因尼可刹米维持时间短，常采用静脉间歇给药。
4. 胞磷胆碱是卵磷脂合成的辅酶，具有改善脑代谢和催醒的作用。
5. 哌醋甲酯促进中枢递质多巴胺和乙酰胆碱的释放，而呈现中枢兴奋作用。
6. 咖啡因可收缩脑血管，对外周血管则有扩张作用。

**四、填空题**

1. 大多数中枢兴奋药的有效量与中毒量比较接近，用药过量可引起__________；必要时可用适量__________对抗。

2. 可治疗发作性睡病和小儿遗尿症的药物是__________。

3. 胞磷胆碱通过促进卵磷脂的合成而改善__________、改善__________、调节__________和催醒作用。

4. 二甲弗林对肺性脑病，可因降低__________分压而呈现较好的苏醒作用。

**五、问答题**

1. 咖啡因的简称 CNB 与 CSB 有何不同。
2. 试述咖啡因的量效关系。

## 答　案

**【释疑】**

腺苷及腺苷受体简介：腺苷（adenosine）不属于内源性激素或神经递质。腺苷的主要来源是由 ATP 在 ATP 酶的作用下降解而成，这一反应在细胞内外均可进行，但在细胞内形成的腺苷须经扩散或主动转运到细胞外才能发挥作用；腺苷的另一来源是由 S-腺苷同型半胱氨酸，在 S-腺苷同型半胱氨酸酶的作用下生成腺苷和同型半胱氨酸。应用放射配基结合法发现，在中枢、心脏、血管、支气管、肾血管、脂肪等组织的细胞膜上存在着腺苷受体，激动中枢的腺苷受体，可呈现镇静、催眠和抗癫痫作用；激动外周的腺苷受体，可使心率减慢、外周血管扩张、血压下降、肾血管收缩、肾血流减少、支气管收缩、脂肪分解减少，并可抑制血小板聚集等。咖啡因为腺苷受体拮抗剂，可阻断腺苷受体，从而呈现中枢兴奋，支气管、胆道和胃肠平滑肌松弛等作用。

腺苷在腺苷脱氨酶作用下形成无活性的肌苷，后者进一步被磷酸化酶代谢为次黄嘌呤。除腺苷脱氨酶外，腺苷激酶也可将腺苷转化为 5′-AMP 而失活。

**【习题】**

**一、单项选择题**

1. D　2. D　3. B　4. B　5. D　6. D　7. B　8. A　9. A　10. A

## 二、多项选择题

1. ABCDE　2. ABCD　3. BCD

## 三、判断题

1. ×　2. √　3. √　4. √　5. ×　6. √

## 四、填空题

1. 惊厥　安定

2. 哌甲酯

3. 脑组织代谢　意识状态　脑血管运动张力

4. 二氧化碳

## 五、问答题

1. 苯甲酸钠又名安息香酸钠，故苯甲酸钠咖啡因又名安息香酸钠咖啡因（简称安钠咖）。其外文名称为 Caffeinum et Natrii Bonzoas 简称为 CNB，其中 Natrii 又可用 Sodii。所以也可简称为 CSB。

2. 咖啡因的量效关系如下：小剂量（50～200mg）时，增强大脑皮层的兴奋过程，改善思维、振奋精神、减轻疲劳、提高工作效率。大剂量（0.3～0.5g）时，可直接兴奋延髓的呼吸中枢和血管运动中枢，使呼吸中枢对 $CO_2$ 的敏感性增强，呼吸加深加快，使血管收缩，血压升高。过量可致激动、心悸、失眠、头痛、不安，甚至惊厥。

（王开贞　宋晋）

# 第十一章　抗高血压药

## 目 标 要 求

1. 社区医学专业　根据影响血压的因素，说出降压途径及抗高血压药的分类；比较常用降压药硝苯地平、尼群地平、卡托普利、依那普利、哌唑嗪、普萘洛尔、拉贝洛尔、氢氯噻嗪的降压机制、作用、用途及主要不良反应；简述可乐定、甲基多巴、利血平、肼屈嗪、二氮嗪、米诺地尔、硝普钠的降压特点、用途及主要不良反应；比较各型高血压和伴有并发症的高血压患者的临床选药、联合用药及用药注意事项。

2. 妇幼卫生专业　同“社区医学”。

3. 药剂专业　同“社区医学”。

4. 医学影像诊断专业　简述硝苯地平、卡托普利、哌唑嗪、普萘洛尔、可乐定、利血平、肼屈嗪的降压机制，降压特点及常见的不良反应。

5. 口腔医学专业　简述降压药的分类、作用机制、作用、用途、主要不良反应及应用原则。

## 释　　疑

1. 高血压的分期与分度

2. RAAS及其对血压的影响

3. 自分泌、旁分泌

4. 咪唑啉受体

5. 钙通道

## 习　题

**一、单项选择题**

1. 高血压合并心力衰竭的患者不宜用

A. 氢氯噻嗪　B. 哌唑嗪　C. 卡托普利　D. 普萘洛尔　E. 可乐定

2. 高血压合并冠心病患者宜选用

A. 硝苯地平　B. 肼屈嗪　C. 哌唑嗪　D. 氢氯噻嗪　E. 尼卡地平

3. 高血压合并支气管哮喘者，避免选用

A. 普萘洛尔　B. 可乐定　C. 甲基多巴　D. 卡托普利　E. 硝苯地平

4. 高血压危象应首选

A. 硝苯地平　B. 硝普钠　C. 尼群地平　D. 依那普利　E. 利血平

5. 高血压伴有溃疡病患者，下列哪种药物应忌用

A. 卡托普利　B. 哌唑嗪　C. 甲基多巴　D. 可乐定　E. 利血平

6. 目前基本不再使用或很少使用的降压药是

A. 钙拮抗药　B. 血管紧张素Ⅰ转化酶抑制药　C. 中枢交感神经抑制药　D. 神经节阻断药　E. 利尿药

7. 选择性地阻滞$Ca^{2+}$通道的降压药是

A. 硝苯地平　B. 利血平　C. 可乐定　D. 普萘洛尔　E. 氢氯噻嗪

8. 尤其适用于伴有肾功能不全或心绞痛的降压药是

A. 钙拮抗剂　B. 神经节阻断药　C. 利尿降压药　D. 外周交感神经抑制药　E. 直接扩张血管药

9. 下列何药为α及β受体阻断药

A. 普萘洛尔　B. 拉贝洛尔　C. 哌唑嗪　D. 美多洛尔　E. 维拉帕米

**二、多项选择题**

1. 肾上腺素受体阻断药包括

A. 哌唑嗪　B. 普萘洛尔　C. 拉贝洛尔　D. 卡托普利　E. 依那普利

2. 血管紧张素Ⅰ转化酶抑制药包括

A. 硝苯地平　B. 尼群地平　C. 卡托普利　D. 依那普利　E. 拉贝洛尔

3. 属于钙拮抗药的是

A. 硝苯地平　B. 利血平　C. 尼群地平　D. 尼莫地平　E. 氟桂嗪

4. 目前临床上常用的降压药物包括

A. 钙拮抗药　B. 血管紧张素转化酶抑制药　C. 肾上腺素受体阻断药　D. 利尿降压药　E. 神经节阻断药

5. 一般不单独使用但多在联合用药和复方降压制剂中使用的降压药有

A. 中枢性交感神经抑制药　B. 外周交感神经抑制药　C. 直接扩张血管药　D. 神

经节阻断药　E. 钙拮抗药

6. 钙拮抗药的主要药理作用包括

A. 降低心肌收缩力　B. 减慢传导　C. 延长有效不应期　D. 松弛血管平滑肌　E. 抑制支气管、胃肠道及子宫平滑肌

7. 钙拮抗药应用范围主要包括

A. 心律失常　B. 心绞痛　C. 高血压　D. 心肌梗死　E. 脑血栓形成

8. 钙拮抗剂作为降压药使用时其优点是

A. 血压下降时并不减少重要脏器的血流量　B. 不引起脂代谢紊乱　C. 不引起反射性心率加快、肾素活性增高　D. 不引起葡萄糖耐受性的改变　E. 不降低心肌收缩力

9. 临床上常用于降血压的钙拮抗药是

A. 硝苯地平　B. 尼群地平　C. 吲达帕胺　D. 尼莫地平　E. 尼卡地平

10. 属于血管紧张素转化酶抑制药的降压药是

A. 卡托普利　B. 依那普利　C. 雷米普利　D. 普萘洛尔　E. 拉贝洛尔

11. 直接扩张血管的降压药包括

A. 肼屈嗪　B. 二氮嗪　C. 米诺地尔　D. 普萘洛尔　E. 硝普钠

**三、判断题**

1. 哌唑嗪既阻断 $\alpha_1$ 受体，同时也阻断 $\alpha_2$ 受体，所以降压作用迅速而强大。

2. 拉贝洛尔既阻断 α 受体，又阻断 β 受体，所以降压作用快而强。

3. 临床上常用于抗高血压的钙拮抗药包括硝苯地平、维拉帕米、尼莫地平、尼卡地平等。

4. 钙拮抗药作为降压药使用时既不引起脂代谢紊乱也不改变葡萄糖的耐受性。

5. 硝苯地平对正常血压无降压作用。

6. 卡托普利用于高血压可防止和逆转高血压患者血管壁增厚和心肌增生性肥大。

7. 依那普利和卡托普利降压的同时能减少肾血流量。

8. 哌唑嗪可增加血中的高密度脂蛋白（HDL）的浓度，长期使用有助于减轻冠脉病变。

9. 普萘洛尔用于降压长期使用易产生耐受性。

10. 拉贝洛尔通过阻断肾小球入球小动脉上的 α 受体减少肾素分泌。

11. 普萘洛尔一般适用于心率快、肾素水平偏高或伴有心绞痛的高血压患者。

12. 可乐定主要通过激动延髓腹外侧嘴部的咪唑啉受体，降低外周交感张力，而致血压下降。

13. 可乐定适用于兼有溃疡病的高血压患者。

14. 利血平适用于兼有溃疡病的高血压患者。

**四、填空题**

1. 抗高血压药按其作用部位及作用机制分为________、________、________、________、________、________、________和________八类。

2. 目前我国临床常用的降压药为________、________、________和________四类。

3. 钙拮抗药主要用于治疗________、________、________、________等心

血管系统疾病。

4. 明显扩张脑血管的钙拮抗药包括＿＿＿＿＿＿、＿＿＿＿＿＿、＿＿＿＿＿＿等，多用于高血压治疗的是＿＿＿＿＿＿、＿＿＿＿＿＿。

5. 利血平的降压特点是＿＿＿＿＿＿、＿＿＿＿＿＿、＿＿＿＿＿＿。

6. 硝普钠主要用于＿＿＿＿＿＿和＿＿＿＿＿＿，但应严密监测＿＿＿＿＿＿，预防因＿＿＿＿＿＿影响心肌血液灌注。

**五、问答题**

1. 钙拮抗药作为降压药长期使用时有哪些优点？

2. 简述硝苯地平的降压特点。

3. 卡托普利与其他降压药比较用于降压时有何优点？

4. 简述普萘洛尔的降压机制。

5. 简述利血平的降压机制，并说明利血平降压作用为什么缓慢、温和、持久。

6. 何谓降压药治疗剂量个体化？

## 答　案

**【释疑】**

1. 高血压的分期，以靶器官的损害程度为依据。有高血压但无靶器官的损害为一期高血压，有器官损害为二期高血压，有器官功能衰竭为三期高血压。高血压的分度，只根据舒张压的高低来划分。舒张压 12～13.9kPa（90～104mmHg）为轻度高血压，14～15.2kPa（105～114mmHg）为中度高血压，大于 15.3kPa（115mmHg）为重度高血压。在治疗高血压病选择降压药时，不但要考虑血压升高的程度，同时也要兼顾重要靶器官的功能状况，才能做到合理用药。

2. 肾素-血管紧张素-醛固酮系统，即 RAAS。RAAS 在维持体液容量、电解质平衡及血管张力方面具有重要意义。肾血流减少，交感神经兴奋及多种体液因素（前列腺素、胰高血糖素、AD、NA、$Ca^{2+}$）均可刺激肾小球旁细胞分泌肾素，肾素可使血管紧张素原（14 肽）水解为血管紧张素Ⅰ（AⅠ，10 肽），AⅠ由转换酶水解为血管紧张素Ⅱ（AⅡ，8 肽）AⅡ由血管紧张素酶 A 水解为血管紧张素Ⅲ（AⅢ，7 肽）。

AⅠ的血管活性很低，但可作用于中枢，引起升压及口渴。AⅡ有明显的生理活性：①引起血管平滑肌细胞收缩，其作用机制为兴奋 AⅡ受体，促使细胞肌浆网钙库释放 $Ca^{2+}$，细胞内游离 $Ca^{2+}$ 增多，其缩血管的作用较 NA 强 10～40 倍。②脑干后无血脑屏障，AⅡ可直接作用于此部位，引起交感神经兴奋。③刺激肾上腺髓质产生和释放儿茶酚胺。④使交感神经末梢释放 NA，并加强 NA 对血管平滑肌的作用。⑤刺激肾上腺皮质球状带分泌醛固酮，后者促使肾小管重吸收 $Na^{+}$，使细胞外液量增加。AⅢ的生理活性较低，其缩血管的作用仅为 AⅡ的 10%～20%。

当血压下降或血容量减少时，可刺激 RAAS，使 AⅡ、AⅢ增加，血管收缩；同时醛固酮分泌增加，水钠潴留，血容量增加，心输出量增加，结果血压回升（图 11-1）。

近年来发现，肾外组织也可分泌肾素（脑、心、血管），称局部 RAAS。循环中的 RAAS 主要作用于肾上腺、肾和血管，而局部 RAAS 只作用于心血管局部，对醛固酮分泌及全身水盐平衡作用较小。

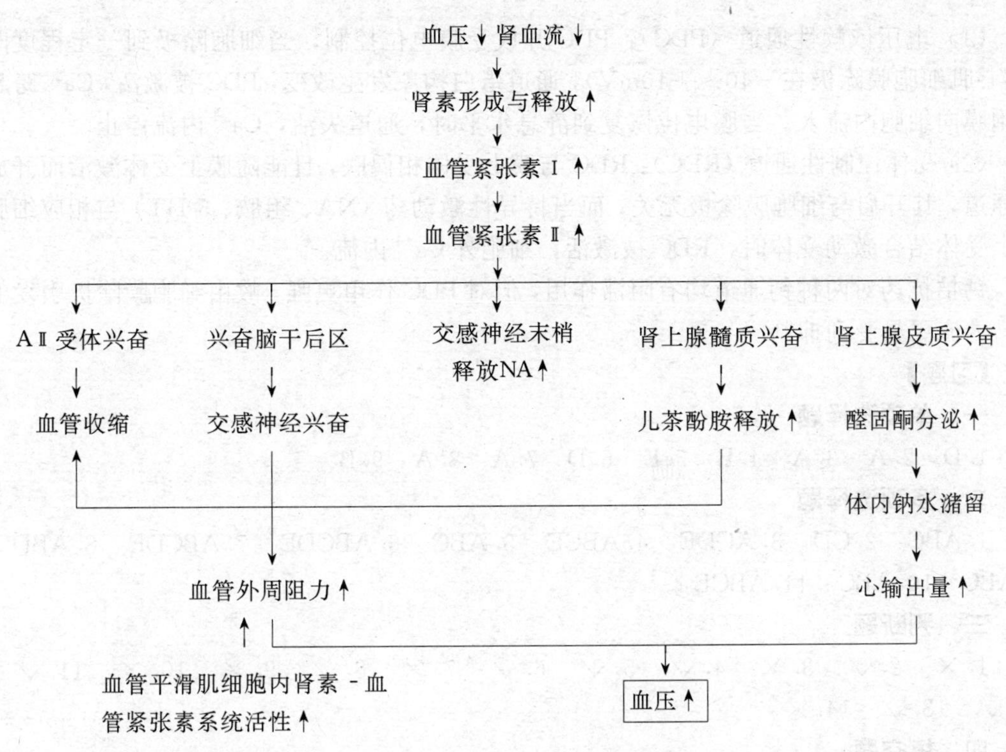


图 11-1 RAAS 的调压作用机制示意图

3. 随着现代生物科学的发展和研究技术的进步，发现许多原来不认为有内分泌功能的细胞和组织，如心血管、脑、肾等都可产生激素或激素样活性物质。这些细胞和组织以旁分泌（paracrine）、自分泌（autocrine）和细胞内分泌（intracine）等方式分泌上述活性物质。经这些途径分泌的活性物质，或因半衰期太短，或浓度太低，因此主要在产生这些物质的细胞内或临近少数细胞局部起作用。在病理状况下细胞对自身分泌物的反应称自分泌；细胞分泌物释放到组织间液，作用于临近细胞，改变附近的组织细胞的功能活动状态称旁分泌；细胞对细胞内分泌物质的反应称细胞内分泌。近年来发现全身血管包括动脉、静脉和毛细血管床的平滑肌细胞都有合成和分泌肾素、血管紧张素原的能力，都具有特异性的 mRNA 存在，而且在血管内皮细胞和平滑肌细胞内还有血管紧张素转化酶的分布。这样在血管壁就构成了一个完整的肾素-血管紧张素系统，它以旁分泌和自分泌的形式调节局部血管紧张性和血流量，促进平滑肌细胞增殖，影响血管的生长发育。

4. 教材中所说的延髓腹外侧嘴部咪唑啉受体（imidazoline receptor）为抑制性受体。可乐定为咪唑类衍生物，可激动该受体而降低外周交感张力，使血压下降。延髓头端（嘴部）腹外侧区（RVLM）是中枢调节心血管活动的重要脑区，有下行神经纤维直接支配脊髓胸腰段的中间外侧细胞柱，而后者又是交感神经传出的起源。RVLM 含有多种神经化学物质如 GABA、Ach、NA、5-HT、神经肽、P 物质等。RVLM 通过这些递质与外周神经及中枢其他部位进行广泛的信息联系。

5. 钙通道：心肌细胞膜和血管平滑肌细胞膜上均有钙通道。根据通道开放的因素不同，又可分两种类型。

（1）电压依赖性通道（PDC）：PDC 开放受膜电位控制，当细胞除极到一定程度时（如心肌细胞膜除极在－40～＋10mV），通道蛋白构象发生改变，PDC 被激活，$Ca^{2+}$ 跨越细胞膜向细胞内流入。当膜电位恢复到静息水平时，通道失活，$Ca^{2+}$ 内流停止。

（2）受体控制性通道（RDC）：RDC 与膜上受体相偶联，且能随膜上受体激活而开放其通道，其开启与细胞膜除极无关，而当特异性激动药（NA、组胺、5-HT）与相应细胞膜上受体结合激动受体时，RDC 被激活，细胞外 $Ca^{2+}$ 内流。

钙拮抗药对两种钙通道均有阻滞作用，但对 PDC 作用更强，故由细胞膜除极引发的 $Ca^{2+}$ 内流更易受到抑制。

**【习题】**

**一、单项选择题**

1. D　2. A　3. A　4. B　5. E　6. D　7. A　8. A　9. B

**二、多项选择题**

1. ABC　2. CD　3. ACDE　4. ABCE　5. ABC　6. ABCDE　7. ABCDE　8. ABD　9. ABC　10. ABC　11. ABCE

**三、判断题**

1. ×　2. √　3. ×　4. √　5. √　6. √　7. ×　8. √　9. ×　10. ×　11. √　12. √　13. √　14. ×

**四、填空题**

1. 中枢性交感神经抑制药　神经节阻断药　外周交感神经抑制药　肾上腺素受体阻断药　钙拮抗药　血管紧张素转化酶抑制药　直接扩张血管药　利尿降压药

2. 钙拮抗药　血管紧张素转化酶抑制药　肾上腺素受体阻断药　利尿降压药

3. 心律失常　心绞痛　高血压　心肌梗死

4. 尼卡地平　尼莫地平　氟桂嗪　硝苯地平　尼群地平

5. 缓慢　温和　持久

6. 高血压危象　难治性心力衰竭　血压　血压过低

**五、问答题**

1. 钙拮抗药作为降压药长期使用，其主要优点是：①血压下降时并不降低重要脏器的血流量，尤其适用于伴有肾功能不全或心绞痛的患者。②不引起脂代谢紊乱，也不引起葡萄糖耐受性的改变。

2. 硝苯地平的降压特点是：①降压作用迅速、强大，但对正常血压则无降压作用。②小动脉血管平滑肌对该药的敏感性远高于小静脉，主要表现为小动脉扩张。③降压的同时伴有反射性心率加快及血浆肾素活性增高。

3. 卡托普利用于降压时的优点为：①降压时不伴有反射性心率加快。②长期应用不易引起电解质紊乱和脂代谢障碍，还可降低糖尿病、肾病和其他肾实质损害患者肾小球损伤的可能性。③可防止和逆转高血压患者血管壁增厚和心肌增生性肥大，对心脏起到保护作用。

4. 普萘洛尔的降压机制为：①阻断肾小球入球小动脉上的 β 受体，减少肾素分泌，从而阻断 RAAS 对血压的影响。②阻断心 $\beta_1$ 受体，减慢心率，减弱心肌收缩力，减少输出量。③阻断去甲肾上腺素能神经突触前膜的 $\beta_2$ 受体，取消递质的正反馈机制。④阻断中枢的β受体，使有关兴奋性神经被抑制，引起外周交感神经活性降低。

5. 利血平与去甲肾上腺素能神经末梢的囊泡膜上的胺泵结合，干扰递质的再摄取，合成及贮存，使神经递质逐渐被耗竭，造成交感神经功能减弱，血压下降。由于递质的耗竭与充盈需要一个较长的过程，所以该药的降压特点呈现缓慢、温和、持久。

6. 不同患者或同一患者在不同病程时期，需要的药物剂量不同，普萘洛尔、肼屈嗪、可乐定等药物所需要的治疗剂量可相差数倍。应根据"最好疗效，最少不良反应的原则"选择每一患者的合理剂量，即剂量个体化。

（信长茂　郭靠山）

# 第十二章　抗心绞痛药

## 目标要求

1. 社区医学专业　比较硝酸甘油及普萘洛尔的抗心绞痛作用、用途、不良反应及注意事项。

2. 妇幼卫生专业　同"社区医学"。

3. 药剂专业　详述硝酸甘油的作用、用途、不良反应；比较普萘洛尔、硝苯地平的抗心绞痛作用特点及应用。

4. 医学影像诊断专业　叙述常用抗心绞痛药物的作用、用途及不良反应。

5. 口腔医学专业　简述抗心绞痛药物的作用和用途。

## 释　疑

稳定型、不稳定型、变异型心绞痛。

## 习　题

**一、单项选择题**

1. 普萘洛尔治疗心绞痛的主要作用机制是

A. 扩张冠状动脉，增加心肌供血　B. 阻断心肌β受体，减弱心肌收缩力，减慢心率，降低心肌耗氧量　C. 收缩冠状动脉，减轻心脏负担　D. 扩张外周血管，降低心脏耗氧量　E. 增加心肌供氧，降低心肌耗氧

2. 下列哪项不是硝酸甘油的不良反应

A. 面部皮肤潮红　B. 血管搏动性头痛　C. 心率增快引起的心悸　D. 升高眼压　E. 全身水肿

3. 硝酸甘油治疗心绞痛的主要机制是

A. 减慢心率，降低心肌耗氧量　B. 扩张冠状动脉，增加心肌供氧　C. 扩张血管，反射性兴奋交感神经，增加心肌收缩力　D. 减弱心肌收缩力　E. 通过扩张外周血管，降低心脏前、后负荷和心肌耗氧量

4. 普萘洛尔与硝酸甘油合用治疗心绞痛的作用优点是

A. 两者都能扩张冠状动脉血管，增加心肌供血 B. 两者均明显减慢心率，减少心肌耗氧 C. 两者均增加侧支循环的开放 D. 两者均抑制心肌收缩力，明显减少心肌耗氧 E. 两者在作用上互相取长补短，减少心肌耗氧，增加心肌供血

**二、多项选择题**

1. 治疗稳定型心绞痛可选用的药物是

A. 硝酸甘油 B. 硝酸异山梨酯 C. 硝苯地平 D. 普萘洛尔 E. 硝酸戊四醇酯

2. 硝酸甘油舌下含化可能的副作用是

A. 面部皮肤发红 B. 搏动性头痛 C. 体位性低血压 D. 心率加快 E. 头晕

3. 治疗心绞痛可选用

A. 硝酸甘油 B. 普萘洛尔 C. 硝苯地平 D. 去乙酰毛花甙 E. 地高辛

**三、判断题**

1. 抗心绞痛药物治疗心绞痛的原则是降低心肌耗氧量和增加心肌供氧为缓解心绞痛的基础。

2. 普萘洛尔可治疗心绞痛，尤其对冠状动脉痉挛所致的心绞痛最有效。

3. 扩张冠状动脉，促进冠状动脉侧支循环，是硝酸甘油抗心绞痛的主要作用基础。

4. 硝酸甘油舌下含化，经口腔粘膜吸收入血，可避免首过消除而增强其疗效。

**四、填空题**

1. 抗心绞痛药包括__________、__________、__________三大类。

2. 硝酸甘油口服给药易发生__________效应，故宜采用__________给药法。

3. 硝苯地平通过__________、__________、__________而发挥抗心绞痛作用。

**五、问答题**

硝酸甘油与普萘洛尔合用防治心绞痛有何优点？

## 答　　案

**【释疑】**

稳定型、不稳定型、变异型心绞痛中最常见的是稳定型心绞痛，其病因为冠状动脉粥样硬化，心肌供血减少，病人常在劳累和情绪激动时发作，但在安静时无症状。变异型心绞痛较少见，多在夜间或清晨醒来时发作，冠状动脉无病变或只有轻度粥样硬化，系冠状动脉痉挛所致。不稳定型心绞痛既有冠状动脉粥样硬化，又有冠状动脉痉挛，两者合并作用而致心绞痛发作。

**【习题】**

**一、单项选择题**

1. B　2. E　3. E　4. E

**二、多项选择题**

1. ABCDE　2. ABCDE　3. ABC

**三、判断题**

1. ✓　2. ×　3. ×　4. ✓

**四、填空题**

1. 硝酸酯类　β受体阻断药　钙拮抗药

2. 第一关卡效应　舌下含化给药法

3. 扩张冠状动脉　增加冠状动脉血流量　改善缺血区心肌血流量

**五、问答题**

硝酸甘油可通过扩张容量血管，使静脉回心血量减少，心室容积缩小，心室壁张力下降；同时还能扩张外周阻力血管，使左室射血阻力减小，从而降低心脏前后负荷，使心肌耗氧量降低。硝酸甘油尚可使心肌冠状动脉血流量重新分布，并促进冠状动脉侧支循环开放。普萘洛尔可通过β受体阻断作用及心脏和传导系统的直接抑制作用，使心率减慢，心肌收缩力减弱，心输出量减少，从而降低心肌耗氧量。但其能使心室容积增大，射血时间延长，这不仅相对增加了心肌的耗氧量，也不利于心室内膜下血液的灌流。从以上两药作用的特点来看，配伍有以下优点：①从多方面降低心肌耗氧量，可获协同效应；②硝酸甘油扩张外周血管而反射性引起心率增快的不良反应，可被普萘洛尔抵消；③普萘洛尔使心室容积增大，心室射血时间延长的不良反应，可被硝酸甘油抵消。二者合用取长补短，疗效增强。

（杨志印　杜宝华）

# 第十三章　抗心律失常药

## 目标要求

1. 社区医学专业　说出抗心律失常药普萘洛尔、维拉帕米、利多卡因、苯妥英钠、奎尼丁、普鲁卡因胺、胺碘酮的作用、用途及主要不良反应。

2. 妇幼卫生专业　同"社区医学"。

3. 药剂专业　叙述抗心律失常药奎尼丁、普鲁卡因胺、丙吡胺、利多卡因、苯妥英钠、美西律、妥卡尼、普萘洛尔、胺碘酮、溴苄胺、维拉帕米、地尔硫䓬的作用、应用及不良反应。

## 释　疑

1. 预激综合征

2. 红斑性狼疮综合征

3. 房室传导阻滞

## 习　题

**一、单项选择题**

1. 属于IA类的钠通道阻滞药是

A. 利多卡因　B. 普罗帕酮　C. 维拉帕米　D. 奎尼丁　E. 普萘洛尔

2. 属于IB类的抗心律失常药是

A. 普鲁卡因胺 B. 苯妥英钠 C. 奎尼丁 D. 溴苄胺 E. 普萘洛尔

3. 属于IC类的抗心律失常药是

A. 利多卡因 B. 维拉帕米 C. 普罗帕酮 D. 苯妥英钠 E. 胺碘酮

4. 属于IV类钙拮抗药的抗心律失常药是

A. 普罗帕酮 B. 苯妥英钠 C. 普鲁卡因胺 D. 利多卡因 E. 维拉帕米

5. 延长动作电位时程的药是

A. 胺碘酮 B. 维拉帕米 C. 苯妥英钠 D. 利多卡因 E. 普萘洛尔

6. 抗室性心律失常的首选药是

A. 普萘洛尔 B. 利多卡因 C. 普鲁卡因胺 D. 普罗帕酮 E. 奎尼丁

7. 低血钾时强心甙中毒引起的室性心律失常应首选

A. 苯妥英钠 B. 利多卡因 C. 美西律 D. 丙吡胺 E. 妥卡尼

**二、多项选择题**

1. 抗心律失常药多通过直接或间接的方式影响下列哪些离子的跨膜转运

A. $Na^+$ B. $K^+$ C. $Ca^{2+}$ D. $Mg^{2+}$ E. $Fe^{2+}$

2. 抗心律失常药降低心肌自律性的方式有

A. 抑制4相$Na^+$内流 B. 抑制4相$Ca^{2+}$内流 C. 阻滞2相$Ca^{2+}$内流 D. 促进4相$K^+$外流 E. 抑制0相$Na^+$内流

3. 奎尼丁的膜稳定作用是影响了下列哪些离子的通透性

A. $Na^+$ B. $K^+$ C. $Zn^{2+}$ D. $Cl^-$ E. $Mg^{2+}$

4. 利多卡因抗心律失常的基本作用有

A. 轻度阻滞心肌细胞膜的$Na^+$通道，减慢传导 B. 抑制4相$Na^+$内流及促进$K^+$外流，降低自律性 C. 促进3相$K^+$外流，相对延长ERP D. 在特定条件下甚至加快传导 E. 绝对延长APD和ERP

5. 胺碘酮降低心肌自律性可能和下述哪些因素有关

A. 延长APD和ERP，且延长APD更显著 B. 阻滞4相$Na^+$内流 C. 阻滞4相$Ca^{2+}$内流 D. 阻断β受体 E. 阻断α受体

**三、判断题**

1. 凡能在快反应细胞第4相抑制$Na^+$内流，促进$K^+$外流的抗心律失常药均能降低心肌细胞的自律性。

2. 凡能在慢反应细胞第4相减少$Ca^{2+}$内流的药物，均能降低心肌细胞的自律性。

3. 奎尼丁抑制心肌收缩力主要与其抑制$Na^+$内流有关。

4. 利多卡因主要用于室上性心律失常，对室性心律失常疗效较差。

5. 苯妥英钠为低血钾时强心甙中毒引起的室性心律失常的首选药，但对强心甙中毒引起的房性心律失常则无效。

6. 因普罗帕酮有导致心律失常的作用，所以仅用于其他抗心律失常药疗效不佳的心律失常患者。

7. 胺碘酮能明显的抑制复极过程，延长APD和ERP，阻滞$Na^+$、$Ca^{2+}$、$K^+$通道，且有一定的α及β受体阻断作用。

8. 胺碘酮降低窦房结和浦肯野纤维的自律性，可能与其阻滞$Na^+$、$Ca^{2+}$内流及阻断β受体作用有关。

9. 维拉帕米是治疗房室结折返所致的阵发性室上性心动过速的首选药。

**四、填空题**

1. 抗心律失常药多通过影响______、______、______转运，以纠正心律失常时电生理紊乱而发挥其治疗作用的。

2. 抗心律失常药的基本电生理作用是______、______、______。

3. 抗心律失常药物可通过______；______；______减少折返冲动形成的异位心律。

4. 抗心律失常药按其对离子转运与电生理作用的特点可分为______、______、______和______四类。

5. 利多卡因选择性作用浦肯野纤维，促进4相自发除极期间的______外流，并轻度抑制______，降低其自律性。

6. 利多卡因由于促进______外流，缩短______和______，但对前者缩短更明显，故______相对延长。

7. 胺碘酮除抑制复极过程，延长APD和ERP以外，还能阻滞______、______、______通道，且有一定的______和______受体阻断作用。

**五、问答题**

1. 抗心律失常药的基本电生理作用有哪些？

2. 奎尼丁治疗伴有心力衰竭的心房纤颤和心房扑动患者时为什么先用强心甙治疗？

3. 为什么利多卡因仅用于室性心律失常？

4. 强心甙中毒引起的心律失常为何首选苯妥英钠治疗？

## 答　　案

**【释疑】**

1. 预激是一种房室传导的异常现象，冲动经附加通道下传，提早兴奋心室的一部分或全部，引起部分心肌提前激动，有预激现象者称预激综合征或WPW综合征。预激综合征患者房室间存在两条传导通路，容易发生折返和折返性心动过速，常合并室上性阵发性心动过速。并发房扑或房颤者，心室率多在每分钟200次左右，除心悸等不适外，还可发生休克、心力衰竭甚至突然死亡。预激本身不需要特殊治疗，并发室上性心动过速的治疗同一般心动过速。利多卡因、奎尼丁、普罗帕酮、胺碘酮可减慢旁路传导，可使心室率减慢或使房颤、房扑转为窦性心律。洋地黄加速旁路传导，维拉帕米和普萘洛尔减慢房室结内传导，都可能使心室率明显增快，甚至发展成室颤，故不宜使用。

2. 红斑狼疮是一种多发生于青年女性的自身免疫性累及多脏器的炎症性结缔组织病。系统性红斑狼疮由药物引起的占3%～12%。药物致病可分为二类：①诱发系统型红斑狼疮的药物有青霉素、磺胺类、保泰松等。②引起红斑性狼疮样综合征的药物有肼屈嗪、普鲁卡因胺、氯丙嗪、苯妥英钠、异烟肼等，这类药物应用较长时间或较大剂量后患者可出现系统型红斑狼疮的临床症状和实验室改变。这类药物性狼疮样综合征在停药后症状能自行消失或残留少数症状不退。

3. 房室间传导障碍，统称房室传导阻滞。房室传导过程（即心房内、房室结、房室束及束支-浦肯野纤维）中，任何部位的传导障碍都能引起传导阻滞。根据心电图表现房室传导阻滞可分为Ⅰ度、Ⅱ度、Ⅲ度。从临床表现看，Ⅰ度传导阻滞很少有症状。Ⅱ度传导阻滞可有心悸感，听诊发现心音脱漏，心室率减慢时可有头昏、乏力、活动后气促等。Ⅲ度传导阻滞时，除上述症状外，还可能进一步出现心、脑供血不足的表现，甚至出现昏厥、抽搐、青紫即阿斯综合征发作。药物治疗主要为拟交感神经药——异丙肾上腺素、麻黄素，M 受体阻断药——阿托品等。抗心律失常药普萘洛尔、胺碘酮等能加重传导阻滞，应用时应警惕。

**【习题】**

**一、单项选择题**

1. D　2. B　3. C　4. E　5. A　6. B　7. A

**二、多项选择题**

1. ABC　2. ABD　3. AB　4. ABCD　5. BCD

**三、判断题**

1. ✓　2. ✓　3. ×　4. ×　5. ×　6. ✓　7. ✓　8. ✓　9. ✓

**四、填空题**

1. $Na^+$　$K^+$　$Ca^{2+}$

2. 降低自律性　改变 0 相除极速率影响传导　改变 ERP 和 APD 而减少折返冲动

3. 延长 ERP 和 APD 但延长 ERP 更显著　缩短 ERP 和 APD 但缩短 APD 更显著　使邻近细胞的 ERP 不均一趋于均一

4. 钠通道阻滞药　β受体阻断药　延长动作电位时程药　钙拮抗药

5. $K^+$　$Na^+$内流

6. 3 相 $K^+$　APD　ERP　ERP

7. $Na^+$　$K^+$　$Ca^{2+}$　α　β

**五、问答题**

1. 影响心肌细胞膜的离子通道，改善病变细胞的电生理特性，达到治疗目的。①抑制快反应细胞 4 相 $Na^+$内流或慢反应细胞 4 相 $Ca^{2+}$内流，也可促进 $K^+$外流，降低心肌细胞的自律性。②通过抑制 0 相 $Na^+$内流，减慢除极化速率，减慢传导，使单向阻滞发展成双向阻滞而消除折返冲动。或促进 $K^+$外流，加大膜电位，改善传导，消除单相传导阻滞。③改变 ERP 和 APD，绝对或相对延长 ERP，使 ERP/APD 比值增大，或使邻近细胞的 ERP 的不均一趋向均一，终止折返冲动的发生。

2. 奎尼丁剂量较大时，可抑制心肌收缩力，这主要与其抑制 $Ca^{2+}$内流，使心肌细胞内 $Ca^{2+}$减少有关，为不使心力衰竭加重，所以患者应先用强心甙加以治疗为宜。

3. 在治疗浓度时，利多卡因选择性作用于浦肯野纤维，促进 4 相自发除极期间的 $K^+$外流，并轻度抑制 $Na^+$内流，抑制其自律性，但对窦房结和心室肌等没有作用，故主要抑制室性异位节律，对房性心律失常无效，所以临床上仅用于预防和治疗室性心律失常。

4. 强心甙中毒所致的心律失常是因为心肌细胞失钾所致。强心甙中毒伴有低血钾时，苯妥英钠仍可促进 $K^+$外流，使浦肯野纤维最大舒张电位加大（负值加大），使 0 相上升速率加快，而导致传导速度加快，改善传导，消除因强心甙中毒引起的室性早搏或传导阻滞等心律失常。

（信长茂　王丽香）

# 第十四章　抗慢性心功能不全药

## 目标要求

1．社区医学专业　解释强心甙类药物的作用、体内过程特点、用途、不良反应及中毒防治；比较地高辛、毛花丙甙、毒毛花甙K的特点。

2．妇幼卫生专业　同“社区医学”。

3．药剂专业　阐述强心甙的作用、用途、不良反应及防治、药物的相互作用、用药注意事项；评价各类抗心功能不全药的临床应用。

4．医学影像诊断专业　比较强心甙类药物的作用特点、用途及不良反应。

5．口腔医学专业　说出强心甙的作用及原理、用途、不良反应及防治、应用注意点。

## 释　疑

1．洋地黄化指标。

2．扩血管药在治疗心衰中的原则。

3．强心甙为什么易致中毒。

## 习　题

**一、单项选择题**

1．强心甙用于治疗房颤、房扑，是在于它能够

A．降低异位节律点自律性　B．减慢房室传导　C．加强心肌收缩力　D．延长有效不应期　E．改善传导速度

2．强心甙中毒造成异位节律点自律性增高的原因主要与以下何种离子有关

A. $Na^+$　B. $K^+$　C. $Ca^{2+}$　D. $Mg^{2+}$　E. $Cl^-$

3．使用强心甙期间禁忌

A．钙盐静注　B．镁盐静注　C．钾盐静滴　D．钠盐静滴　E．葡萄糖静滴

4．强心甙中毒引起的快速型心律失常，应首选

A．利多卡因　B．苯妥英钠　C．美西律　D．维拉帕米　E．普萘洛尔

5．强心甙正性肌力作用的机制是

A．兴奋心肌细胞膜上 $\beta_1$ 受体　B．兴奋心肌细胞膜上 α 受体　C．增加心肌细胞内游离 $Ca^{2+}$ 含量　D．直接兴奋交感神经　E．抑制心肌细胞 M 受体

6．以下哪种心脏病发生心衰不宜用强心甙治疗

A．心脏瓣膜病所致心衰　B．高血压所致心衰　C．动脉硬化所致心衰　D．先天性心脏病所致心衰　E．缩窄型心包炎所致心衰

7. 风湿性心脏病合并室上性心动过速，应选用

A. 硝酸甘油 B. 利多卡因 C. 维拉帕米 D. 去乙酰毛花甙 E. 普萘洛尔

8. 强心甙主要用于

A. 慢性心功能不全 B. 室性心律失常 C. 传导阻滞 D. 心绞痛 E. 窦性心动过缓

9. 强心甙中毒出现室性早搏是由于心肌细胞内

A. 低钾高钙 B. 低钙高钾 C. 低氯高钙 D. 低镁高钠 E. 低钠高钙

10. 强心甙和利尿药合用治疗心衰注意补充

A. 钾盐 B. 镁盐 C. 钙盐 D. 钠盐 E. 高渗葡萄糖

11. 强心甙过量引起心动过缓时，应选用

A. 肾上腺素 B. 去甲肾上腺素 C. 普萘洛尔 D. 异丙肾上腺素 E. 阿托品

12. 下列强心甙口服吸收最完全的是

A. 地高辛 B. 毛花丙甙 C. 洋地黄毒甙 D. 毒毛花甙K E. 去乙酰毛花甙

13. 强心甙治疗心力衰竭的直接作用是

A. 心率减慢 B. 降低心肌耗氧量 C. 利尿作用 D. 消除房颤 E. 正性肌力作用

14. 强心甙引起胃肠道反应的主要原因是

A. 直接刺激胃肠道 B. 直接兴奋呕吐中枢 C. 兴奋延髓的催吐化学感受区 D. 胃肠道淤血 E. 强心甙用药剂量过大

15. 可解除强心甙中毒引起心动过速的药物是

A. 奎尼丁 B. 异丙肾上腺素 C. 苯妥英钠 D. 硫酸镁 E. 多巴胺

16. 强心甙治疗充血性心衰的主要理论依据是

A. 加强心肌收缩力，增强心肌耗氧量 B. 心肌收缩力增强，心输出量增加，心肌耗氧量显著降低 C. 直接作用于窦房结细胞 D. 减慢心律，使心肌耗氧量减少 E. 兴奋心肌β受体

17. 强心甙中毒给钾盐后，不缓解反而加重的症状是

A. 期前收缩 B. 二联律、三联律 C. 室性心动过速 D. 房室传导阻滞 E. 心室颤动

**二、多项选择题**

1. 强心甙加强心肌收缩力的特点是

A. 收缩期缩短 B. 舒张期相对延长 C. 降低衰竭心脏耗氧量 D. 增加衰竭心脏的输出量 E. 加快心率

2. 诱发强心甙中毒的常见原因可能与以下哪些因素有关

A. 低血钾症 B. 低血镁症 C. 高血钙症 D. 低血钠症 E. 高血钾症

3. 强心甙中毒症状包括

A. 黄视症、绿视症 B. 室性早搏 C. 窦性心动过缓 D. 房室传导阻滞 E. 食欲不振

4. 强心甙主要作用包括

A. 加强心肌收缩力 B. 减慢心率 C. 抑制传导 D. 加快心率 E. 促进房室传

导

**三、判断题**

1. 强心甙即使按常规方法长期用药，也易引起毒性反应。

2. 洋地黄化量往往因人而异。

3. 不同病因所致的心衰，应用强心甙治疗均可取得明显疗效。

4. 强心甙的强心作用可被普萘洛尔所抵消。

5. 慢性心功能不全时，肾上腺素作为强心剂应用是不妥当的，因其尽管降低了耗氧，但可使血压升高。

6. 洋地黄的利尿作用完全是正性肌力作用的继发效应。

7. 应用洋地黄后，心肌细胞内游离钙增多。

8. 心衰伴有肾功能不良者宜选用地高辛，不用洋地黄毒甙。

9. 洋地黄中毒的最早表现是胃肠道反应，而心脏中毒的最早表现为期外收缩。

**四、填空题**

1. 强心甙可抑制心肌细胞膜__________，使胞浆内__________增多，通过一系列__________的作用，使心肌收缩力增强。

2. 强心甙增强心肌收缩力的三个突出特点是__________、__________、__________。

3. 强心甙与强效排钾利尿药合用容易引起__________，易诱发__________。

4. 强心甙传统给药方法是先给__________，待出现充分疗效后再给__________。

5. 强心甙中毒时应首先停用__________和__________，并酌情补__________；对有快速性室上性或室性心律失常者，可选用__________、__________等药物治疗。

**五、问答题**

1. 应用强心甙期间为何要忌钙补钾？

2. 强心甙对不同病因所致的充血性心衰疗效如何？

## 答　案

**【释疑】**

1. 慢性心功能不全的病人，对强心甙的敏感性不同，个体差异较大。在用药过程中要密切监测病人的体征及病人症状的改善情况。以控制症状而不中毒为前提。达到洋地黄化量所用的剂量可因人、因病而有所不同。一般认为，心力衰竭的病人，使用洋地黄后达到下列效应为洋地黄化的指征：①心率减慢接近正常（约 70 次/分）；②心脏缩小，肺底湿性啰音开始消失；③因淤血而肿大的肝缩小，压痛减轻；④水肿改善或消失。

2. ①只限用于难治性心衰或强心甙中毒的心衰患者。②血压过低者不宜用。③用药应从小剂量开始，并注意观察血压，以防过度降低血压而影响心、脑、肾的血液供应。

3. ①治疗量与中毒量接近，安全范围窄。②个体差异大。③常与排钾利尿药合用，造成低血钾。④缺乏中毒早期诊断的敏感指标。

**【习题】**

**一、单项选择题**

1. B　2. B　3. A　4. B　5. C　6. E　7. D　8. A　9. A　10. A　11. E　12. C　13. E

14. C　15. C　16. B　17. D

## 二、多项选择题

1. ABCD　2. ABC　3. ABCDE　4. ABC

## 三、判断题

1. ✓　2. ✓　3. ×　4. ×　5. ×　6. ×　7. ✓　8. ✓　9. ×

## 四、填空题

1. $Na^+$-$K^+$-ATP 酶　$Ca^{2+}$　收缩蛋白
2. 收缩期缩短　耗氧量降低　输出量增加
3. 低血钾　心律失常
4. 洋地黄化量　维持量
5. 强心甙和排钾利尿药　钾盐　苯妥英钠　普萘洛尔

## 五、问答题

1. 强心甙的正性肌力作用是通过抑制心肌细胞膜上的 $Na^+$-$K^+$-ATP 酶呈现的。该酶被抑制后，细胞内 $Na^+$增多，$K^+$浓度降低。细胞内 $Na^+$增多，可激活 $Na^+$-$Ca^{2+}$交换，使细胞外 $Ca^{2+}$内流，肌浆网中结合的 $Ca^{2+}$也游离到胞浆中，致使细胞内游离 $Ca^{2+}$增多。$Ca^{2+}$是兴奋收缩偶联的媒介，通过一系列收缩蛋白的作用，使心肌收缩力增强，即强心甙的正性肌力作用是通过细胞内游离 $Ca^{2+}$呈现的。在应用强心甙期间若同用钙剂，必定增加 $Ca^{2+}$内流，使强心甙的作用增强。因强心甙的治疗指数低，安全范围小，在钙剂的诱导下，极易发生强心甙中毒。所以，在应用强心甙期间（只要血钙不低）一般禁用钙剂，特别是静脉给药。

$Na^+$-$K^+$-ATP 酶被抑制后，细胞内 $K^+$浓度降低，致使心肌细胞复极时钾外流减少，膜电位上移，致自律性、兴奋性增高，易诱发快速型心律失常，如室性早搏、二联律、三联律、室性心动过速，甚至室颤。所以，长期应用强心甙期间应注意补钾。

2. 对心瓣膜病、某些先天性心脏病、高血压性心脏病等引起的心衰疗效较好；对甲亢、贫血、维生素 $B_1$ 缺乏等引起的高排血量性心衰疗效较差；对肺心病合并心衰、缺血性心脏病合并心肌梗死或活动性心肌炎导致的心衰，不仅疗效欠佳且易中毒。

（杨志印　万红）

# 第十五章　调 血 脂 药

## 目 标 要 求

药剂专业　简述调血脂药的临床用途。

## 释　　疑

1. LDL 受体
2. HMG-CoA 还原酶

# 习 题

**一、单项选择题**

1. 降低胆固醇作用最明显的药物是

A. 氯贝丁酶 B. 烟酸 C. 考来稀胺 D. 非诺贝特 E. 烟酸肌醇酯

2. 有关氯贝丁酯的调血脂作用，下列哪一项是错误的

A. 明显降低病人血浆 TG、VLDL 水平 B. 对单纯高胆固醇血症患者 LDL 可下降 C. 能抑制肝内胆固醇合成 D. 促进胆固醇经肠排泄 E. 使 HDL 下降

3. 烟酸对血脂代谢的影响错误的是

A. 减少细胞内 cAMP 含量 B. 降低血浆甘油三酯含量 C. 明显提高 HDL 含量 D. 抑制肝细胞微粒体的 7-α 羟化酶活性 E. 长期服用药能抑制胆固醇合成

4. 氯贝丁酯的降脂作用机制主要是

A. 间接激活 7-α 羟化酶 B. 激活 HMG-CoA 还原酶 C. 抑制 HMG-CoA 还原酶活性 D. 激活血浆脂蛋白脂酶 E. 降低脂肪组织中甘油三酯酶活性

5. 烟酸的降脂作用机制主要是

A. 间接激活 7-α 羟化酶 B. 激活 HMG-CoA 还原酶 C. 抑制 HMG-CoA 还原酶活性 D. 激活血浆脂蛋白脂酶 E. 降低脂肪组织中甘油三脂酶活性

6. 有关考来烯胺降血脂作用描述错误的是

A. 促进胆酸排泄 B. 促进胆固醇向胆酸转化 C. 减少食物中胆固醇的吸收 D. 促进胆固醇经肠排泄 E. 降低血中 LDL 水平和减少肝细胞表面 LDL 受体

**二、多项选择题**

1. 主要降低甘油三酯的药物有

A. 考来烯胺 B. 氯贝丁酯 C. 非诺贝特 D. 烟酸 E. 洛伐他汀

2. 能使 HDL 升高的药物

A. 氯贝丁酯 B. 消胆胺 C. 洛伐他汀 D. 叶酸 E. 烟酸

3. 氯贝丁酯的不良反应的描述正确的是

A. 口服有腹胀、便秘，继续用药可自行消失 B. 皮肤潮红、瘙痒 C. 长服氯贝丁酯胆石症发病率增高 D. 偶见白细胞减少和血清谷丙转氨酶升高 E. 诱发血栓形成

**三、判断题**

1. 血浆中 HDL 升高与动脉粥样硬化的发生关系密切。

2. 考来烯胺可阻断胆酸的肝肠循环而促进其排泄。

3. 氯贝丁酯降脂作用明显且不良反应较少而轻，故临床常用。

4. 考来烯胺与强心甙、保泰松等合用可促进其吸收。

5. 肝、肾功能不全，孕妇及哺乳妇女应禁用氯贝丁酯。

6. 血浆酯代谢紊乱患者，首先要调节饮食，加强体育锻炼，戒烟酒等不良的习惯。如血脂仍不正常者，再用药物治疗。

**四、填空题**

1. 调血脂药是通过__________或__________来防治动脉粥样硬化的。

2. VLDL 升高可致__________和__________；LDL 升高可致__________。

3. 非诺贝特是较新的苯氧酸类调血脂药，与氯贝特相比，药效__________，显效__________，副作用__________。

4. 烟酸的不良反应常见的有__________，__________。

5. 洛伐他汀系__________酶抑制剂。

**五、问答题**

考来烯胺与洛伐他汀联用降脂作用为什么会增强？

## 答　案

**【释疑】**

1. 近年来研究证实了人体细胞膜表面 LDL 受体的存在。LDL 是导致动脉粥样硬化的主要危险因素。血浆中 2/3 以上的 LDL 是通过与肝或肝外组织的 LDL 受体结合，摄入细胞被降解的。LDL 受体功能缺陷是引起高胆固醇血症的主要原因之一。给予增强 LDL 受体功能的药物可治疗高胆固醇血症。

LDL 受体的产生取决于细胞对胆固醇的需要，当细胞对胆固醇需要量高时，胞内就有高水平的受体 mRNA。肝是合成 LDL 受体的主要场所，因此增加肝对胆固醇的需要，可使该受体合成增多。消胆胺通过促进胆酸排泄，使肝胆固醇水平下降；HMG-CoA 还原酶抑制剂（如洛伐他汀）通过抑制 HMG-CoA 还原酶活性，抑制肝细胞内胆固醇的合成。两药均可使肝细胞表面 LDL 受体数量增加，从而使血浆中 LDL 大量向肝内转移，使血浆中 LDL 降低。

此外，血中 LDL 的持续升高，较多的 LDL 摄入细胞内，通过受体途径反馈调节，可抑制细胞 LDL 受体的合成，因此对高胆固醇血症患者要及时治疗，去除病因，降低血浆胆固醇，增强 LDL 受体功能，打破血 LDL 升高⟶LDL 受体数目减少⟶血 LDL 持续升高这样的恶性循环。

随着分子生物学的发展，LDL 受体缺陷的基因疗法已开始从实验室走向临床。

2. HMG-CoA 还原酶是肝合成胆固醇的限速酶，合成代谢终末产物胆固醇可反馈抑制该酶的生物合成，进而降低酶的活性。肝胆固醇水平下降时，负反馈作用减弱，该酶活性增强，使肝胆固醇合成增多。抑制该酶活性的药物（如洛伐他汀）可抑制肝胆固醇合成，治疗高胆固醇血症。

**【习题】**

**一、单项选择题**

1. C　2. E　3. D　4. D　5. E　6. E

**二、多项选择题**

1. BCD　2. ACE　3. ACD

**三、判断题**

1. ×　2. √　3. ×　4. ×　5. √　6. √

**四、填空题**

1. 降低血脂　调整脂蛋白代谢

2. 高甘油三酯血症　高胆固醇血症　高胆固醇血症

3. 强　快　少

4. 胃肠刺激　皮肤潮红　瘙痒

5. HMG-CoA 还原酶

**五、问答题**

消胆胺（考来烯胺）通过促进胆酸排泄、促进胆固醇向胆酸转化，减少胆固醇自肠内吸收使肝内胆固醇水平下降，肝细胞表面 LDL 受体数量增加，血浆中 LDL 向肝中转移，导致血浆 LDL 下降。但肝胆固醇水平下降，对肝合成胆固醇限速酶——HMG-CoA 还原酶的负反馈作用减弱，酶活性增强，使肝胆固醇合成增多。洛伐他汀可抑制 HMG-CoA 还原酶活性，使肝胆固醇合成减少，因此考来烯胺与洛伐他汀合用，降脂作用可以增强。

（陈俊荣　石俊哲）

# 第十六章　利尿药和脱水药

## 目 标 要 求

1. 社区医学专业　举出利尿药的分类、各类利尿药的作用部位。解释呋塞米、依他尼酸、氢氯噻嗪、氯噻酮、螺内酯、氨苯蝶啶的作用、作用机制、作用特点、用途、不良反应及用药注意事项。描述甘露醇、山梨醇、高渗葡萄糖的作用特点、用途及不良反应。比较利尿药与脱水药的作用。以严肃认真的态度细心操作，仔细观察利尿药的利尿作用，能熟练进行动物导尿方法。巩固知识，联系利尿药的配伍应用，树立增强疗效、减少不良反应的意识。

2. 妇幼卫生专业　同“社区医学”。

3. 药剂专业　叙述呋塞米、氢氯噻嗪、螺内脂的作用、用途、不良反应、药物相互作用。比较其它利尿药的特点和应用。分析各种脱水药的特点和应用。观察呋塞米的利尿作用。结合处方分析复习药物的相互作用。

## 习　　题

**一、单项选择题**

1. 哪一种利尿药利尿作用最强

A. 氢氯噻嗪　B. 呋塞米　C. 氨苯蝶啶　D. 乙酰唑胺　E. 布美他尼

2. 作用于髓袢升支粗段皮质部的抑制 $Na^+$、$Cl^-$重吸收的是

A. 利尿酸　B. 乙酰唑胺　C. 氢氯噻嗪　D. 氨苯蝶啶　E. 甘露醇

3. 急性肺水肿应首选

A. 甘露醇　B. 安体舒通　C. 氢氯噻嗪　D. 呋塞米　E. 氯噻酮

4. 充血性心力衰竭不宜选用

A. 甘露醇　B. 利尿酸　C. 氨苯蝶啶　D. 氢氯噻嗪　E. 安体舒通

5. 继发性醛固酮增多症应选用

A. 布美他尼　B. 安体舒通　C. 氯噻酮　D. 山梨醇　E. 乙酰唑胺

6. 脑水肿伴心功能不全者选用

A. 甘露醇　B. 呋喃苯胺酸　C. 氨苯蝶啶　D. 氯噻酮　E. 高渗葡萄糖

7. 抑制肾小管碳酸酐酶，使 $HCO_3^-$、$Na^+$及水排出增多而利尿的是

A. 依他尼酸　B. 氨苯蝶啶　C. 氯噻酮　D. 乙酰唑胺　E. 安体舒通

8. 下列哪一条不是噻嗪类利尿药的不良反应

A. 高钙血症　B. 高血糖　C. 耳毒性　D. 低钾血症　E. 高尿酸血症

9. 呋塞米无哪种不良反应

A. 低血钾　B. 低氯性碱中毒　C. 耳毒性　D. 出血性膀胱炎　E. 低血镁

10. 主要增加 $HCO_3^-$、$Na^+$及 $K^+$排泄久用可引起代谢性酸中毒的利尿剂

A. 乙酰唑胺　B. 依他尼酸　C. 氢氯噻嗪　D. 安体舒通　E. 呋塞米

11. 直接抑制远曲小管和集合管对 $Na^+$的再吸收的利尿药

A. 安体舒通　B. 氨苯蝶啶　C. 布美他尼　D. 氢氯噻嗪　E. 乙酰唑胺

**二、多项选择题**

1. 降低眼压治疗闭角型青光眼的药物

A. 甘露醇　B. 乙酰唑胺　C. 毛果芸香碱　D. 阿托品　E. 苯肾上腺素

2. 噻嗪类利尿药的主要不良反应

A. 高尿酸血症　B. 高血糖　C. 低血钾　D. 低血镁　E. 高钙血症

3. 呋塞米的主要药理作用

A. 利尿作用　B. 扩张小动脉降低外周阻力　C. 扩张肾动脉增加肾血流量　D. 降低血糖　E. 促进尿酸排泄

4. 呋塞米的主要适应证

A. 急性肺水肿　B. 药物中毒　C. 急性肾功能衰竭少尿期　D. 急性肾衰无尿　E. 脑水肿

5. 增加排钾的利尿药

A. 氢氯噻嗪　B. 乙酰唑胺　C. 依他尼酸　D. 氨苯蝶啶　E. 安体舒通

6. 治疗急性肺水肿可选用

A. 吗啡　B. 呋塞米　C. 甘露醇　D. 硝普钠　E. 巯甲丙脯酸

7. 安体舒通与氢氯噻嗪合用的目的

A. 增强利尿作用　B. 纠正氢氯噻嗪引起的低血钾症　C. 克服安体舒通引起的高血钾症　D. 延长氢氯噻嗪作用持续时间　E. 防止氢氯噻嗪引起血容量改变

8. 氢氯噻嗪无哪种用途

A. 治疗高血压　B. 用于轻、中度心性水肿　C. 用于尿崩症　D. 解救药物中毒　E. 急性脑水肿

9. 不适当的应用利尿剂可引起

A. 低血钾症　B. 低血钠症　C. 低氯性碱中毒　D. 高钾血症　E. 低血容量

10. 甘露醇的主要适应证

A. 恶性青光眼　B. 脑水肿　C. 预防急性肾功能衰竭　D. 肺水肿　E. 肝硬化腹水

**三、判断题**

1. 利尿药是一类作用于肾，使尿量排出增多的药物。

2. 各类利尿药均能引起电解质紊乱，造成 $Na^+$、$K^+$ 及 $Cl^-$ 的丢失。

3. 给水肿病人服用高效能利尿药时，为防止出现低钠血症，不宜过分强调限钠盐。

4. 在应用氨苯蝶啶期间应注意补钾。

5. 氨苯蝶啶通过拮抗醛固酮的作用而发挥、排钠潴钾作用。

6. 螺内酯又名氨苯蝶啶，其利尿强度取决于体内醛固酮分泌量，量越多利尿愈强。

7. 应用螺内酯期间，应定期监测血钾浓度，无尿、急性肾功能不全者忌用。

8. 螺内酯与呋塞米合用可防止呋塞米引起的高尿酸血症。

9. 布美他尼与氨苯蝶啶合用，既增加利尿作用又防止低钾血症。

10. 氢氯噻嗪能直接促进排钾，故易引起低血钾。

11. 氢氯噻嗪与血管扩张剂合用，能加强后者的降压作用。

12. 氢氯噻嗪用于糖尿病者，有可能使血糖升高，故应定期检查尿和血糖。

13. 安体舒通直接抑制远曲小管和集合管对 $Na^+$ 的再吸收，使 $Na^+$、$Cl^-$ 和水排出增多而利尿。

14. 长期应用乙酰唑胺应加服 KCl 和 $NaHCO_3$，预防低血钾和代谢性酸中毒。

15. 呋塞米利尿作用强但尿酸排出减少，多次使用能产生高尿酸血症。

16. 接受强心甙治 2/3 的患者，若使用呋塞米利尿过度，可引起低血钾，导致强心甙中毒。

17. 临床上常采用静脉缓慢滴注甘露醇，消除脑水肿，降低颅内压。

18. 有活动性颅内出血，颅内压升高者，静脉快速滴注甘露醇，消除脑水肿降低颅内压。

19. 静脉注射 5%葡萄糖溶液，迅速升高血浆渗透压，产生脱水作用。

20. 临床上采用口服大剂量高渗葡萄糖溶液，消除脑水肿降低颅内压。

**四、填空题**

1. 低效能利尿剂应用期间主要不良反应是__________，故__________、__________患者禁用。

2. 常用利尿药中适于作基础降压药的是________，适用于急性肺水肿的是________，适用于肝硬化腹水的是__________，适于尿崩症的是__________。

3. 常用利尿药中可引起高血钾的药物是__________和__________。

4. 对于水肿伴痛风者，利尿剂宜选用__________。

5. 噻嗪类利尿剂作用部位在__________，属于__________利尿药。

6. 氢氯噻嗪的临床用途是__________、__________、__________。

7. 氨苯蝶啶的作用机制是__________。

8. 安体舒通常与氢氯噻嗪合用，但不与氨苯蝶啶合用是因为__________。

9. 安体舒通的利尿作用________，发挥作用________但__________。

10. 呋喃苯胺酸又名__________及__________。

11. 丁苯氧酸的作用部位在__________，属__________利尿药。

12. 高效能利尿药应避免与__________、合用以免增强耳毒性。

13. 心衰患者服用氢氯噻嗪可有效消除水肿，但久服易引起低血钾，故应用时补充__________或合用__________。

14. 轻中度心性水肿选用__________，急性肾衰少尿期选用__________，脑水肿选用__________。

15. 安体舒通的作用机制是__________，属__________利尿药。

**五、问答题**

1. 简述利尿剂的分类、各类利尿剂的作用部位。

2. 呋塞米等高效能利尿剂的作用为什么比其它利尿剂强大？它们的主要适应证是什么？

3. 为什么呋塞米能够治疗急性肺水肿？

4. 呋塞米用于少尿型急性肾功能衰竭的药理基础是什么？

5. 为什么用氢氯噻嗪利尿时易引起低血钾？

6. 常用渗透性利尿脱水剂有哪些？其利尿原理是什么？

7. 利尿剂与脱水剂的作用和用途有何不同？

8. 有一位心跳、气短、下肢浮肿的心力衰竭患者，某医生除了给予地高辛口服外，为加速消除其水肿，加甘露醇缓慢静脉点滴。请你评议此治疗方法是否恰当？为什么？你认为应如何处理并阐明其理由。

## 答　　案

**【习题】**

**一、单项选择题**

1. E　2. C　3. D　4. A　5. B　6. B　7. D　8. C　9. D　10. A　11. B

**二、多项选择题**

1. ABC　2. ABCDE　3. ABC　4. ABCE　5. ABC　6. ABDE　7. ABC　8. DE　9. ABCDE　10. ABC

**三、判断题**

1. ✓　2. ×　3. ✓　4. ×　5. ×　6. ×　7. ✓　8. ×　9. ✓　10. ×　11. ✓　12. ✓　13. ×　14. ✓　15. ✓　16. ✓　17. ×　18. ×　19. ×　20. ×

**四、填空题**

1. 高血钾　肾功能不全　高血钾症

2. 氢氯噻嗪　呋塞米　安体舒通　氢氯噻嗪

3. 安体舒通　氨苯蝶啶

4. 氨苯蝶啶

5. 髓袢升支粗段皮质部　中效

6. 各型水肿　高血压　尿崩症

7. 直接抑制远曲小管和集和管 $Na^+$重吸收，使 $Na^+$、$Cl^-$及水排出增多而利尿

8. 二者留钾作用相加更易引起高钾血症

9. 弱　缓慢　持久

10. 呋塞米　速尿

11. 髓袢升支粗段髓质部和皮质部　高效能

12. 氨基甙类抗生素

13. 氯化钾　留钾利尿剂

14. 氢氯噻嗪　呋塞米　甘露醇

15. 拮抗醛固酮的抗利尿作用

**五、问答题**

1. 高效能利尿剂包括呋塞米、依他尼酸、布美他尼，作用于髓袢升支粗段髓质部和皮质部；中效能利尿剂包括噻嗪类利尿剂及氯噻酮，作用于髓袢升支粗段皮质部；低效能利尿剂包括留钾利尿剂及碳酸酐酶抑制剂，前者作用于远曲小管和集合管，后者主要作用于近曲小管。

2. 呋塞米等高效能利尿剂特异性地与 $Cl^-$ 竞争 $K^+$-$Na^+$-$2Cl^-$ 共同转运系统的 $Cl^-$ 结合部位，抑制髓袢升支粗段髓质部和皮质部对 $Na^+$、$Cl^-$ 的重吸收，干扰了肾稀释与浓缩尿的功能，使集合管水分不能充分重吸收，导致大量水分排出体外，因而利尿作用强大。

主要适应证：充血性心衰、急性肺水肿、肾性水肿、肝硬化腹水、脑水肿等。

3. 呋塞米扩张小动脉降低外周阻力，降低了左心后负荷，通过强大利尿作用迅速减少血容量及回心血量，减轻了左心前负荷。因此，可迅速消除左心衰竭引起的急性肺水肿。

4. 呋塞米能扩张肾血管增加肾血流量，改善肾缺血，并增加肾小球滤过率，再加上强大利尿作用，使尿量增多，使阻塞的肾小管得到冲洗，减少肾小管萎缩坏死，改善肾功能。

5. 氢氯噻嗪抑制髓袢升支粗段皮质部 $Na^+$、$Cl^-$ 重吸收，使管腔内 $Na^+$ 浓度增加，当尿液流经远曲小管时，由于管腔内 $Na^+$ 增多，促使 $K^+$-$Na^+$ 交换增多，使 $K^+$ 排出增多。此外，噻嗪类药物对碳酸酐酶有轻度抑制作用，使 $H^+$-$Na^+$ 交换减少也促进了 $K^+$-$Na^+$ 交换，使 $K^+$ 排出增多。故长时间应用氢氯噻嗪易引起低血钾。

6. 常用的有甘露醇、山梨醇、高渗葡萄糖等。

本类药物静脉注射后，一方面增加血容量使肾血流量增加、肾小球滤过率增加，尿量增加；另一方面进入肾小管后，不被肾小管重吸收，提高肾小管原尿的渗透压，减少水的重吸收，产生渗透利尿作用。

7. 利尿药抑制肾小管对 $Na^+$ 的重吸收，排钠利水作用较强，主用于治疗全身性水肿如心、肝、肾性水肿。而脱水剂一般是高渗溶液、静脉注射后迅速升高血浆渗透压和肾小管渗透压，具有脱水和渗透性利尿作用，用于局部性水肿如脑水肿、青光眼。由于其排钠作用较弱，不宜用于全身性水肿。

8. 此法不合理。对于心衰患者应控制钠盐、液体的摄入，以减轻体液潴留，降低心脏前负荷，同时应用利尿剂除去过多的钠盐和水分，减轻细胞外液容量，这是治疗心衰的必要手段。甘露醇属脱水剂，利尿作用较弱，若静脉缓慢滴注则更难以发挥渗透性利尿作用，同时增加血容量及回心血量，增加心脏前负荷，加重心衰，故甘露醇禁用于心力衰竭者。利尿剂可采用高效能利尿剂如呋塞米，作用快而强，迅速减轻肺水肿，缓解呼吸困难，消除下肢水肿。为防止低血钾，可补充 KCl 或与氨苯蝶啶合用。

（赵力　彭丽红）

# 第十七章 抗过敏药

## 目标要求

1. 社区医学专业 ①说出组胺受体的类型、分布及效应，抗组胺药的分类。②解释 $H_1$ 受体阻断药的作用、用途、不良反应。③比较苯海拉明、异丙嗪、息斯敏、氯苯吡胺、氯苯丁嗪、赛庚啶等的作用特点及应用。④以急病人所急的态度正确选用药物，解除病人的过敏性疾患。

2. 妇幼卫生专业 同“社区医学”。

3. 药剂专业 ①叙述 $H_1$ 受体阻断药。②叙述钙剂的作用、用途、不良反应。

4. 医学影像诊断专业 同“药剂”。

5. 口腔医学专业 ①说出 $H_1$ 受体阻断药的作用、用途、不良反应。②说出钙盐的作用和应用。

## 释 疑

1. 何为荨麻疹、血管神经性水肿。

2. 何为接触性皮炎、血清病、湿疹。

## 习 题

**一、单项选择题**

1. $H_1$ 受体阻断药对下述哪种过敏反应效果较好

A. 荨麻疹、血管神经性水肿 B. 支气管哮喘 C. 药疹、接触性皮炎 D. 过敏性休克 E. 过敏性鼻炎

2. 下列哪种药不是 $H_1$ 受体阻断药

A. 苯海拉明 B. 异丙嗪 C. 西咪替丁 D. 赛庚啶 E. 氯雷他定

3. 组胺 $H_1$ 受体兴奋时可使下列哪种平滑肌扩张

A. 血管 B. 支气管 C. 肠 D、子宫 E. 膀胱

4. 中枢抑制最弱的抗组胺药是

A. 苯海拉明 B. 异丙嗪 C. 扑尔敏 D. 赛庚啶 E. 氯雷他定

5. 下列哪一项不是钙盐的作用

A. 抗过敏作用 B. 促进骨骼发育 C. 降低血压 D. 维持神经肌肉的兴奋性 E. 对抗镁离子的作用

6. 苯海拉明有抗过敏作用是由于

A. 抑制组胺释放 B. 阻断 $H_1$ 受体，降低毛细血管通透性 C. 阻断 $H_2$ 受体，对抗小静脉舒张 D. 抑制致敏物质的合成 E. 可对抗缓激肽等慢反应物质

7. 对异丙嗪叙述正确的是

A. 具有镇吐作用 B. 抗精神病作用 C. 可阻断 $H_2$ 受体 D. 减少胃酸分泌 E.

对支气管哮喘效果好

8. 镁离子中毒可用下列何药抢救

A. 氯化铵　B. 氯化钾　C. 氯化钙　D. 可拉明　E. 甘露醇

**二、多项选择题**

1. 属于 $H_1$ 受体阻断药的药物有

A. 苯海拉明　B. 阿斯咪唑　C. 度冷丁　D. 扑尔敏　E. 甲腈咪胍

2. $H_1$ 受体阻断药的作用

A. 抗组胺作用　B. 抗胆碱作用　C. 抗肾上腺素作用　D. 抗晕止吐作用　E. 中枢抑制作用

3. 临床常用的抗过敏药有

A. 肾上腺素　B. 心得安　C. 扑尔敏　D. 糖皮质激素　E. 钙盐

4. 组胺受体可分布在

A. 平滑肌　B. 心脏　C. 骨骼肌　D. 腺体　E. 植物神经节

5. $H_1$ 受体兴奋时的效应

A. 血管扩张　B. 支气管平滑肌收缩　C. 胃酸分泌增加　D. 胃肠平滑肌收缩　E. 心脏兴奋

6. 下列哪些药可治晕动病

A. 阿托品　B. 东莨菪碱　C. 普鲁本辛　D. 苯海拉明　E. 胃复康

7. 药物刺激性强，静脉注射不能漏到血管外的药物有

A. 氯化钙　B. 去甲肾上腺素　C. 硫喷妥钠　D. 苯妥英钠　E. 酚苄明

8. 苯海拉明的不良反应主要有

A. 恶心、呕吐　B. 嗜睡　C. 头痛　D. 口干　E. 便秘

**三、判断题**

1. 苯海拉明有较强的止吐作用，对妊娠呕吐和放射病呕吐也有效。

2. $H_1$ 受体阻断药都有较强的中枢抑制作用，可引起镇静、嗜睡。

3. 抗组胺药过量中毒所引起的呼吸抑制用中枢兴奋药抢救较人工呼吸为好。

4. $H_1$ 受体阻断药能对抗组胺引起的支气管平滑肌收缩，故对支气管哮喘疗效较好。

5. 钙盐刺激性强，不能做肌肉或皮下注射。

6. 钙盐的抗过敏作用与增加毛细血管的致密度有关。

**四、填空题**

1. 抗组胺药禁用于______病人。

2. 扑尔敏可抑制 ______代谢，使其血药浓度升高，并出现毒性反应。

3. 苯海拉明最常见的副作用有______。

4. $H_1$ 受体阻断药主要用于____________，____________，____________，常用药有__________、__________。

5. 临床常用的钙盐有__________、______和______。

6. 钙盐易与______类抗生素生成不溶性的络合物而影响吸收，故二者不宜同服。

**五、问答题**

1. 试列表比较常用的 $H_1$ 受体阻断药的作用特点。

2. 为什么苯海拉明对皮肤、粘膜变态反应性疾病效果较好，而对支气管哮喘疗效差。

## 答　案

**【释疑】**

1. 荨麻疹俗称“风疹块”。病因复杂，有植物性的，如花粉、荨麻；动物性的，如羽毛、鱼、虾；化学性的，如药物；物理性的，如寒冷、光、热；感染性的，如寄生虫。主要表现是风团 。常突然发生，过几小时后，又可突然消失，不留痕迹。风团出现时甚痒，每日可发作一次至几次，急性者可在一二星期左右自愈，慢性的可持续数月或更久。

血管神经性水肿是一种突然出现的局限性大片水肿，好发于眼睑、口唇等疏松组织。有麻木、肿胀、灼热感。常于2～3日内消退，如发生喉部，可引起呼吸困难，应予急救。

2. 接触性皮炎是接触某些化学性、动物性或植物性物质引起的皮肤病。在接触部位发生边界分明的红肿皮疹，有瘙痒和烧灼感。

血清病是注射血清后引起的过敏性疾病。一般在注射后10天左右出现发热、皮疹、淋巴结肿大、水肿、关节酸痛等。在白喉、破伤风等用血清治疗时偶可见到。

湿疹是一种常见的过敏性皮肤病，可发生于皮肤任何部位，但多见于面部和四肢。急性或亚急性时，皮疹呈弥漫性，先后有红斑、丘疹、水疱　糜烂、渗液、结痂、脱屑等。边缘不清，多对称分布，常易变为慢性，慢性时，皮疹呈局限性，有浸润和增厚。常伴剧痒，容易复发。

**【习题】**

**一、单项选择题**

1. A　2. C　3. A　4. E　5. C　6. B　7. A　8. C

**二、多项选择题**

1. ABD　2. ABDE　3. ACDE　4. ABD　5. ABD　6. BD　7. ABCDE　8. ABCDE

**三、判断题**

1. √　2. ×　3. ×　4. ×　5. √　6. √

**四、填空题**

1. 青光眼

2. 苯妥英钠

3. 嗜睡

4. 皮肤粘膜的过敏反应　烦躁失眠的患者　晕车、晕船等引起的呕吐　苯海拉明　异丙嗪

5. 葡萄糖酸钙　氯化钙　乳酸钙

6. 四环素

**五、问答题**

1. 列表如下：

| 药物 | 抗组胺 | 中枢抑制 | 抗晕止吐 |
|---|---|---|---|
| 苯海拉明 | 强 | 强 | 强 |
| 异丙嗪 | 强 | 强 | 强 |

（续表）

| 药物 | 抗组胺 | 中枢抑制 | 抗晕止吐 |
|---|---|---|---|
| 扑尔敏 | 较强 | 较弱 | 无 |
| 赛庚啶 | 强 | 弱 | 无 |
| 阿斯咪唑 | 强 | 弱 | 无 |
| 氯雷他定 | 强 | 更弱 | 无 |

2．皮肤、粘膜的变态反应主要是以组胺释放为主的过敏反应性疾病，故用苯海拉明对抗组胺就可获得较好的疗效。引起支气管痉挛的过敏性介质除组胺外，尚有白三烯等活性物质的参与，故疗效较差。

（林莎　杨志印）

# 第十八章　作用于呼吸系统药

## 目标要求

1．社区医学专业　①说出镇咳药、祛痰药、平喘药的概念和分类。②说出色甘酸钠的作用及应用。③解释可待因、维静宁、氨茶碱的作用、用途、不良反应及注意事项。④解释氯化铵的作用、用途、不良反应及用法。⑤解释乙酰半胱氨酸的作用特点和应用。⑥简述沙丁胺醇的作用特点及应用。

2．妇幼卫生专业　同“社区医学”。

3．药剂专业　①分析镇咳药的作用特点及应用。②叙述氯化铵、溴己新的作用、用途、不良反应。③阐述氨茶碱的作用、用途、不良反应。

4．医学影像诊断专业　简述常用的镇咳药、祛痰药、平喘药的作用、用途、不良反应。

## 释　疑

平喘药的作用机制与哮喘的发病机制间关系。

## 习　题

**一、单项选择题**

1．心原性哮喘可选用

A．肾上腺素　B．羟甲叔丁肾上腺素　C．吗啡　D．异丙肾上腺素　E．去甲肾上腺素

2．伴有心率过快的支气管哮喘病人可用

A. 肾上腺素　B. 心得安　C. 舒喘灵　D. 吗啡　E. 阿托品

3. 可待因主要用于

A. 长期慢性咳嗽　B. 无痰剧咳　C. 多痰咳嗽　D. 支气管哮喘　E. 痰多不易咳出

4. 有心脏病的支气管哮喘患者可选用下列哪一种药止喘

A. 肾上腺素　B. 异丙肾上腺素　C. 麻黄碱　D. 舒喘宁　E. 多巴胺

5. 痰粘稠不易咳出的支气管病人的对症治疗宜选用

A. 可待因　B. 咳必清　C. 咳平　D. 痰易净　E. 吗啡

6. 氨茶碱的平喘作用是由于

A. 激活腺苷酸环化酶　B. 激活鸟苷酸环化酶　C. 抑制磷酸二酯酶　D. 兴奋磷酸二酯酶

7. 剧咳伴有粘痰患者应选用

A. 可待因　B. 麻黄碱　C. 氯化铵　D. 可待因＋乙酰半胱氨酸　E. 维静宁

8. 常用的粘痰溶解剂

A. 氯化铵　B. 乙酰半胱氨酸　C. 远志和桔梗　D. 碘化钾　E. 苯佐那酯

9. 可待因镇咳是由于

A. 直接抑制咳嗽中枢　B. 抑制呼吸道感受器　C. 扩张支气管　D. 祛痰　E. 以上都不是

10. 痰粘稠不易咳出伴有呼吸道炎症的对症治疗宜选用

A. 羧甲半胱氨酸　B. 咳必清　C. 咳平　D. 退嗽　E. 可待因

**二、多项选择题**

1. 色甘酸钠

A. 易自胃肠道吸收　B. 可稳定肥大细胞膜，防止脱颗粒　C. 用于预防支气管哮喘发作　D. 用于治疗变态反应性鼻炎　E. 支气管哮喘

2. 舒喘宁

A. 对心率没有任何影响　B. 能收缩支气管平滑肌　C. 具有支气管舒张作用　D. 能引起骨骼肌震颤　E. 口服有效

3. 维静宁

A. 用于呼吸道炎症引起的干咳、阵咳　B. 适用于急慢性呼吸道炎症初期，痰粘稠不易咳出　C. 中枢性镇咳药　D. 以上都是

4. 克仑特罗

A. 用于支气管哮喘和喘息型支气管炎　B. 静注可用于急性心功能不全　C. 直肠对药对哮喘夜间发作者效果较好　D. 哮喘持续状态

5. 氯化铵

A. 祛痰作用　B. 酸化体液　C. 能使痰液中蛋白多糖的二硫键断裂　D. 平喘作用　E. 干咳

6. 可待因

A. 对胸膜炎干咳适用　B. 对痰多者禁用　C. 长期用有耐受性　D. 反复用无成瘾性

7. 维静宁止咳是由于

A. 抑制咳嗽中枢　B. 扩张支气管　C. 抑制呼吸道感受器　D. 祛痰

8. 氨茶碱可引起

A. 恶心呕吐　B. 心律失常　C. 血压下降　D. 中枢兴奋　E. 中枢抑制

9. 应用氨茶碱时应注意

A. 饭后服药　B. 缓慢静注　C. 静注浓度勿过高　D. 为防止失眠可合用镇静药

10. 能选择性兴奋 $\beta_2$ 受体的平喘药是

A. 肾上腺素　B. 克仑特罗　C. 去甲肾上腺素　D. 舒喘宁　E. 麻黄碱

**三、判断题**

1. 痰多咳嗽不宜选用可待因，应选用痰易净治疗。

2. 茶碱类松弛支气管平滑肌的作用机制是兴奋平滑肌细胞膜上的腺苷酸环化酶，从而使细胞内 cAMP 升高。

3. 可待因能选择性抑制延髓咳嗽中枢，呈现迅速而强大的镇咳作用，适用于胸膜炎患者干咳伴有胸痛者。

4. 氯化铵空腹服或大量服用易引起恶心、呕吐，过量可引起酸中毒。

5. 乙酰半胱氨酸适用于大量粘痰阻塞呼吸道引起呼吸困难的危急情况或术后咳痰困难者。

6. 溴已新用于痰液粘稠不易咳出的患者，脓性痰应加用抗菌药物。

7. 舒喘灵选择性兴奋 $\beta_2$ 受体，适用于支气管哮喘、喘息型支气管炎。

8. 支气管哮喘患者，不能单独应用可待因治疗。

9. 中枢性止咳药可单用于各种咳嗽。

10. 色甘酸钠通过稳定肥大细胞膜，抑制过敏介质释放而平喘。

**四、填空题**

1. 常用的中枢镇咳药有________、________、________；粘痰溶解药有________、________、________。

2. 氨茶碱的作用________、________、________。

3. 列举三个不同类型的平喘药________、________、________。

4. 舒喘灵是对支气管________受体有选择性________的平喘药，因对________受体兴奋作用弱，故心血管不良反应________，适用于伴有________的支气管喘息患者。

5. 可待因属________镇咳药，久用可________。

6. 氯化铵是________祛痰药，痰易净是________药。

7. 平喘药中，肾上腺素受体激动药可通过激动 β 受体而激活________，氨茶碱可抑制________，故二者可提高________水平；异丙阿托品可降低________水平，相对提高________水平；三者可提高________的比值而治疗支气管哮喘。

8. 色甘酸钠能使________稳定，而减少________的释放，用于________的预防。

9. 可待因为中枢性止咳药，其不良反应________，________，故应控制使用。

**五、问答题**

1. 氨茶碱的不良反应、注意事项。

2. 色甘酸钠通过何作用治疗外源性哮喘。

3. 平喘药的分类。

## 答　案

**【释疑】**

平喘药的作用机制是通过提高细胞 cAMP 含量，或降低 cGMP 含量，使其比值升高而缓解哮喘症状。

哮喘发病机制至今尚未完全阐明。近年来，发现细胞内 cAMP/cGMP 的比值可决定支气管平滑肌的功能状态。哮喘患者β受体功能低下，腺苷酸环化酶活性降低，cAMP 水平降低；而 M 胆碱功能亢进则激活鸟苷酸环化酶而使 cGMP 水平提高，这两种情况均使 cAMP/cGMP 比值下降，引起哮喘发作。

**【习题】**

**一、单项选择题**

1. C　2. C　3. B　4. D　5. D　6. C　7. D　8. B　9. A　10. A

**二、多项选择题**

1. BC　2. CDE　3. AC　4. AC　5. AB　6. ABC　7. AC　8. ABD　9. ABCD　10. BD

**三、判断题**

1. √　2. ×　3. √　4. √　5. √　6. √　7. √　8. √　9. ×　10. √

**四、填空题**

1. 可待因　维静宁　克咳敏　乙酰半胱氨酸　羧甲半胱氨酸　必嗽平

2. 兴奋心脏　扩张支气管　利尿

3. 舒喘宁　氨茶碱　异丙肾上腺素

4. $\beta_2$　兴奋　$\beta_1$　少　心功能不全

5. 中枢性　耐受性或成瘾性

6. 恶心性　粘痰溶解

7. 腺苷酸环化酶　磷酸二酯酶　cAMP　cGMP　cAMP　cAMP/cGMP

8. 细胞膜　$Ca^{2+}$　外源性哮喘

9. 耐受性　成瘾性

**五、问答题**

1. 氨茶碱的不良反应，注意事项是①局部刺激作用：口服对胃有刺激性，恶心，呕吐，宜饭后服。肌内注射致局部红肿疼痛。②静脉注射时浓度过高或推速过快，可引起心悸，心律失常，血压骤降，惊厥。故必须稀释后缓慢静注。③兴奋中枢：治疗量时少数人出现失眠，烦躁不安，可用镇静药对抗。

2. 色甘酸钠通过稳定肥大细胞膜，减少 $Ca^{2+}$ 内流，从而抑制肥大细胞脱颗粒，减少过敏介质释放，对外源性哮喘的预防作用较好。

3. 平喘药共分为以下几类：①肾上腺素受体激动药；②茶碱类；③M 受体阻断药；④肥大细胞膜稳定药；⑤肾上腺皮质激素药。

（石俊哲　吕银改）

# 第十九章　作用于消化系统药

## 目标要求

1. 社区医学专业

(1) 说出助消化药的种类、用途；解释乳酶生的作用特点及用法。

(2) 说出消化性溃疡的概念及治疗药物的种类；比较碳酸氢钠、氢氧化铝、三硅酸镁的作用特点及应用，说出西咪替丁的作用及应用。

(3) 说出泻药和止泻药的种类；解释硫酸镁的作用和应用；描述镁离子中毒与解救。

(4) 能熟练进行动物灌胃、静脉注射操作，认真观察硫酸镁不同给药途径时的不同作用并分析原因；具有应变能力，及时对中毒动物进行抢救。

2. 妇幼卫生专业　同“社区医学”。

3. 药剂专业

(1) 简述助消化药的作用和应用。

(2) 分析抗消化性溃疡药的作用和应用。

(3) 叙述各种止吐药的作用。

(4) 详述硫酸镁的作用、用途、不良反应。

(5) 比较其他泻药的作用特点及应用。

(6) 简述止泻药、利胆药和抗肝病药的作用和应用。

(7) 观察硫酸镁的导泻作用和吸收作用。

4. 医学影像诊断专业

(1) 叙述抗酸药和抑制胃酸分泌药的作用和应用、常见的不良反应。

(2) 简述止吐药的作用和用途。

(3) 概述硫酸镁的作用、用途、不良反应。

(4) 简述酚酞、液体石蜡、地芬诺酯、洛哌丁胺的作用和应用。

5. 口腔医学专业

说出治疗消化性溃疡病药、泻药、止泻药的作用及用途。

## 习　　题

**一、单项选择题**

1. 下列药物配伍错误的是

A. 乳酶生＋四环素　B. 氢氧化铝＋三硅酸镁　C. 胃蛋白酶＋稀盐酸　D. 胰酶＋碳酸氢钠

2. 下列抗胃酸药易产气引起不良反应的药物是

A. 氧化镁　B. 碳酸氢钠　C. 氢氧化铝　D. 三硅酸镁

3. 硫酸镁中毒时应选用下列何药对抗

A. 钾盐　B. 钠盐　C. 钙剂　D. 镁盐

## 二、多项选择题

1. 下列阻断 $H_2$ 受体而抑制胃酸分泌的药物是

A. 西咪替丁　B. 雷尼替丁　C. 法莫替丁　D. 哌仑西平　E. 奥美拉唑

2. 下列可用于止吐的药物是

A. 氯丙嗪　B. 苯海拉明　C. 东莨菪碱　D. 甲氧氯普胺　E. 多潘立酮

3. 口服硫酸镁的作用有

A. 导泻　B. 利胆　C. 抗惊厥　D. 抗高血压　E. 抗精神病

## 三、判断题

1. 胃蛋白酶与碳酸氢钠合用治疗消化不良可提高疗效。

2. 硫酸镁中毒时应选用钙剂解救。

3. 西咪替丁、氢氧化铝都是阻断 $H_2$ 受体而抗胃酸的药。

## 四、填空题

1. 可降低血氨而治疗肝性脑病的药物是________、________、________。

2. 治疗慢性肝炎可选用________、________。

3. 促进胆汁分泌而利胆的药是________、________；溶解胆石的药是________。

## 五、问答题

叙述硫酸镁的作用及用途？

# 答　案

**【习题】**

## 一、单项选择题

1. A　2. B　3. C

## 二、多项选择题

1. ABC　2. ABCDE　3. AB

## 三、判断题

1. ×　2. √　3. ×

## 四、填空题

1. 精氨酸　谷氨酸钠　乳果糖

2. 联苯双酯　水飞蓟素

3. 去氧胆酸　苯丙醇　熊去氧胆酸

## 五、问答题

答：①导泻作用：口服主要用于药物或食物中毒时排除肠内毒物，也可用于某些驱肠虫药后导泻。②利胆作用：用于阻塞性黄疸、慢性胆囊炎、胆石症。③抗惊厥作用：注射用于破伤风、子痫引起的惊厥。④降压作用：注射用于高血压危象及妊娠毒血症的治疗。

（吕银改　石俊哲）

# 第二十章　作用于血液及造血器官药

## 目标要求

1. 社区医学专业　①说出抗贫血药的分类；描述铁剂的作用、体内过程、影响铁剂吸收的因素，铁剂的用途及不良反应；解释叶酸和维生素 $B_{12}$的作用及应用。②说出止血药的分类；解释维生素 K、氨甲苯酸的止血作用、用途及不良反应；描述垂体后叶素的作用及应用；解释肝素、香豆素类的抗凝作用、作用机制、用途及不良反应。③解释不同分子量右旋糖酐的作用、用途及不良反应。④强化预防观念，使药物在防治疾病中充分发挥作用。

2. 妇幼卫生专业　同“社区医学”。

3. 药剂专业　①详述硫酸亚铁、叶酸、维生素 $B_{12}$的作用、用途、并解释影响铁吸收的因素。②简述升白细胞药的作用。③叙述维生素 K、氨甲苯酸、肝素、链激酶的作用、用途、不良反应。④比较其他药物的作用特点和应用。⑤分析中分子、低分子、小分子右旋糖酐的作用特点和应用。⑥观察并分析枸橼酸钠的抗凝血作用。

4. 医学影像诊断专业　①简述抗贫血药的作用和用途。②叙述维生素 K、氨甲苯酸、肝素的作用、用途、不良反应。

5. 口腔医学专业　说出止血药及抗凝血药的作用、用途。

## 释　　疑

1. 肝素的临床适应证有哪些？

2. 蝮蛇抗栓酶抗凝作用特点是什么？

3. 肝素降血脂作用原理是什么？

## 习　　题

**一、单项选择题**

1. 机体缺铁时，可导致

A. 细胞中血红蛋白含量减少　B. 白细胞计数减少　C. 细胞体积变小，颜色加深　D. 细胞体积变大，颜色变淡　E. 全血减少

2. 铁剂可用于治疗

A. 巨幼红细胞性贫血　B. 溶血性贫血　C. 小细胞低色素性贫血　D. 自身免疫性溶血性贫血　E. 再生障碍性贫血

3. 饮食中铁的主要吸收部位是

A. 胃　B. 小肠下部　C. 十二指肠或空肠上段　D. 回肠　E. 小肠上部

4. 下列哪项不是铁剂的不良反应

A. 便秘　B. 注射剂给药常引起局部刺激与疼痛　C. 急性中毒时可引起休克　D. 口服可引起恶心、呕吐、上腹部疼痛、腹泻　E. 粒细胞减少

5. 下列关于用铁剂治疗缺铁性贫血的注意事项中哪项是错的

A. 常与维生素C配伍以促进铁的吸收 B. 服用铁剂时忌喝浓茶 C. 忌与四环素类药物同服 D. 可与碳酸氢钠同服以促进铁剂的吸收 E. 口服铁剂宜饭后服用

6. 叶酸的用途不包括

A. 营养性巨幼红细胞性贫血 B. 甲氨蝶呤、甲氧苄啶所引起的巨幼红细胞性贫血 C. 与维生素$B_{12}$合用治疗恶性贫血 D. 孕妇和哺乳期妇女的预防用药 E. 苯妥英钠引起的贫血

7. 叶酸治疗巨幼红细胞性贫血的作用是

A. 为红细胞的组成成分 B. 为合成血红蛋白的主要原料 C. 使血红素增加 D. 参与DNA的形成 E. 参与RNA的形成

8. 单用叶酸治疗恶性贫血可使病情加重，其原因是

A. 妨碍维生素$B_{12}$的吸收 B. 使维生素$B_{12}$的消耗量增加 C. 促进维生素$B_{12}$经肾排泻 D. 增加维生素$B_{12}$的毒性反应 E. 降低维生素$B_{12}$的作用

9. 下列关于维生素K的叙述哪项是错的

A. 参与凝血酶原的形成 B. 用于阻塞性黄疸的治疗 C. 用于水杨酸类药物所引起的出血 D. 致严重肝硬化性出血 E. 新生儿出血

10. 维生素K没有下列哪项不良反应

A. 快速静脉注射维生素K时可致血压下降 B. 诱发新生儿高胆红素血症 C. 诱发新生儿黄疸 D. 诱发溶血性贫血 E. 大剂量可导致血栓形成

11. 维生素K的拮抗剂是

A. 肝素 B. 枸橼酸钠 C. 双香豆素 D. 链激酶 E. 尿激酶

12. 肝素不可用于

A. 输血抗凝 B. 脑血管栓塞 C. 弥散性血管内凝血的早期 D. 产后出血 E. 急性心肌梗死

13. 肝素过量所导致的自发性出血可选用何药治疗

A. 维生素K B. 安络血 C. 鱼精蛋白 D. 止血敏 E. 止血芳酸

14. 苯巴比妥与华法林同服可使后者作用大大减弱，其原因是

A. 苯巴比妥使华法林吸收减少 B. 苯巴比妥使华法林排泄加速 C. 苯巴比妥加速华法林代谢灭活 D. 苯巴比妥促使华法林与血浆蛋白结合使游离减少 E. 两者作用互相拮抗

15. 下列哪种止血药反复应用可诱发癫痫及精神错乱

A. 安络血 B. 止血敏 C. 止血环酸 D. 垂体后叶素 E. 抑肽酶

16. 下列关于氨甲苯酸的叙述中哪项是错误的

A. 为抗纤维蛋白溶解的止血药，此药用量大，排泄快 B. 对于不是由于纤溶酶亢进所引起的一般出血，无明显止血效果 C. 大剂量也有直接抑制纤溶酶的作用 D. 有血栓形成倾向者应慎用 E. 对产后出血、肝、胰等手术后的各种出血，止血效果较好

17. 维生素K过量可引起

A. 自发性出血 B. 心功能不全 C. 血栓形成 D. 过敏反应 E. 以上都不是

18. 枸橼酸钠使用过量可引起

A. 心功能不全　B. 血压升高　C. 自发性出血　D. 过敏反应　E. 低血钾

19. 肝素使用过量可引起

A. 心功能不全　B. 血压下降　C. 手足抽搐　D. 自发性出血　E. 过敏反应

20. 肝素的禁忌证中哪项是错误的

A. 肝肾功能不全　B. 溃疡病　C. 心肌梗死　D. 严重高血压　E. 孕妇

21. 敌鼠钠盐中毒出血首选

A. 安络血　B. 维生素 K　C. 止血敏　D. 垂体后叶素　E. 氨甲苯酸

22. 维生素 $B_{12}$治疗贫血是因其能

A. 促进血红蛋白合成　B. 促进红细胞分裂增殖　C. 使血红蛋白和红细胞都增多　D. 兴奋骨髓促进红细胞生成　E. 以上都不是

23. 铁制剂的作用机制是

A. 促进叶酸的利用，间接促进脱氧核糖核酸的合成　B. 参与血红蛋白的合成　C. 作为一碳单位传递体参与脱氧核糖核酸的合成　D. 兴奋骨髓造血系统使红细胞生成增多　E. 做为脱氧核糖核酸合成的原料

24. 铁制剂与下列哪种物质同服能促进吸收

A. 维生素 C　B. 四环素　C. 浓茶　D. 氢氧化铝凝胶　E. 牛奶或豆浆

25. 右旋糖酐注射液给药的方法是

A. 静脉注射　B. 皮下注射　C. 静脉滴注　D. 肌内注射　E. 皮内注射

26. 大量使用右旋糖酐的主要不良反应是

A. 消化道刺激症状　B. 大量排尿　C. 过敏反应　D. 凝血障碍　E. 白细胞减少

27. 低分子右旋糖酐的平均分子量为

A. 10 万　B. 8 万　C. 6 万　D. 4 万　E. 1 万

28. 扩充血容量升高血压作用时间较长者为

A. 小分子右旋糖酐　B. 高渗葡萄糖　C. 低分子右旋糖酐　D. 中分子右旋糖酐　E. 葡萄糖氯化钠注射液

29. 右旋糖酐升高血压的作用机制

A. 兴奋 α 受体收缩血管　B. 兴奋 β 受体加强心肌收缩力使心输出量增加　C. 使血浆胶体渗透压升高，扩充血容量　D. 阻断血管运动中枢 α 受体，使外周交感神经活动增强　E. 以上都不是

30. 低血容量休克伴有急性尿闭者最适用的药物是

A. 右旋糖酐　B. 小分子右旋糖酐　C. 高渗葡萄糖　D. 低分子右旋糖酐　E. 以上都不是

**二、多项选择题**

1. 乳酸钠

A. 防治代谢性酸中毒及呼吸性碱中毒　B. 治疗代谢性酸中毒作用不如碳酸氢钠　C. 治疗低血钾症　D. 适用于普鲁卡因胺中毒（心脏传导阻滞、心律紊乱）　E. 过量可引起碱血症

2. 下列哪种因素可阻碍铁剂吸收

A. 浓茶　B. 稀盐酸　C. 四环素　D. 维生素 C　E. 碳酸氢钠

3. 铁制剂可用于下列哪些原因引起的贫血

A. 机体需要量增加（妊娠、儿童生长发育期） B. 内因子缺乏 C. 慢性失血 D. 由于造血功能减退 E. 萎缩性胃炎

4. 下列选药哪些是对的

A. 小细胞低色素性贫血选硫酸亚铁 B. 大细胞高色素性贫血选叶酸 C. 恶性贫血选维生素 $B_{12}$ D. 再生障碍性贫血选硫酸亚铁＋叶酸＋维生素 $B_{12}$ E. 恶性贫血选叶酸

5. 肝素是通过下列哪些机制发挥作用的

A. 降低血浆钙离子浓度 B. 阻止血小板聚集和释放反应 C. 增强纤溶酶作用 D. 阻止凝血酶作用 E. 抑制纤溶酶作用

6. 下列关于维生素 K 的叙述中哪一组是正确的

A. 胆汁缺乏可导致维生素 K 缺乏症 B. 本品是双香豆素的拮抗剂 C. 长期口服四环素可导致维生素缺乏症 D. 肝硬化晚期病人出血可用维生素 K 治疗 E. 剂量过大易引起溶血性贫血。

7. 体内抗凝药物包括

A. 华法林 B. 链激酶 C. 肝素 D. 枸橼酸钠 E. 尿激酶

8. 垂体后叶素禁用于

A. 尿崩症 B. 动脉硬化 C. 高血压 D. 上消化道出血 E. 冠心病

9. 各种原因引起的白细胞减少可选用下列哪些药物治疗

A. 维生素 $B_4$ B. 鲨肝醇 C. 肌苷 D. 维生素 $B_{12}$ E. 白血生

10. 低分子右旋糖酐主要用于

A. 治疗感染性休克及其它低血容量性休克 B. 治疗血栓栓塞性疾病（脑血栓形成） C. 防止弥散性血管内凝血 D. 防治急性肾功能衰竭 E. 血小板减少症

**三、判断题**

1. 铁制剂宜与碱性药物伍用，因有利于 $Fe^{2+}$ 的形成，而促进铁吸收。

2. 肝素可用于体外循环时抗凝。

3. 铁制剂、叶酸、维生素 $B_{12}$ 合用治疗贫血的效果最佳。

4. 止血环酸、氨甲苯酸在治疗某些出血时可互相代替。

5. 长期口服广谱抗菌素所引起的出血，可用维生素 K 治疗。

6. 枸橼酸钠可用于治疗心肌梗死。

7. 叶酸与维生素 $B_{12}$ 都参与核酸合成，均可单独应用治疗恶性贫血。

8. 维生素 K 是合成凝血酶原的原料，故能促进凝血。

9. 阿司匹林不宜与维生素 K 合用于止血。

10. 肝素溶栓作用强，故常用于血栓栓塞性疾病。

11. 香豆素类的作用特点是口服有效，体内体外都抗凝。

12. 氨甲苯酸对于非纤溶酶活性亢进引起的出血无效。

13. 尿激酶仅能溶解新鲜血栓，故应及早应用。

14. 右旋糖酐能扩充血容量，可用于各种休克。

15. 叶酸对抗剂引起的巨幼红细胞性贫血应选用甲酰四氢叶酸钙治疗。

16. 叶酸本身无活性，在体内被还原为四氢叶酸时才能发挥传递一碳基团的作

用。

17. 肝素仅是体内抗凝剂。

18. 服用铁剂时出现黑便，一定是铁剂的刺激性引起的消化道出血。

19. 华法林对已形成的凝血因子无直接拮抗作用，故体外无抗凝作用。

20. 长期或大量服用水杨酸类药物时，应补充维生素 K。

**四、填空题**

1. 体内缺铁可引起________贫血，缺乏叶酸可引起________贫血，缺乏维生素 $B_{12}$ 可引起________贫血。

2. 常用的单纯体内抗凝药有________、________等，常用体外抗凝药有________，常用体内外抗凝药有________。

3. 双香豆素类过量引起的出血倾向可用________治疗，肝素过量引起出血可用________对抗。

4. 链激酶注射部位出现血肿可用________对抗，输注含有枸橼酸钠的血过快出现的出血倾向可静脉注射________治疗。

5. 维生素 $B_{12}$ 的吸收主要靠胃壁细胞分泌的________转运，当慢性萎缩性胃炎时维生素 $B_{12}$ 吸收障碍，久之形成________。

6. ________、________、________、________可妨碍铁剂的吸收。

7. 维生素 $K_1$ 在肠道吸收需要有________存在。

8. 安络血主要作用于________达到止血效能。

9. 改善微循环，抗休克宜选用________。

10. 肺咯血应首选________。

11. 华法林对血浆中已形成的________、________无拮抗作用，体外用药无抗凝作用。

12. 肝素的抗凝机制是加速________灭活有关的凝血因子，香豆素类则是抑制因子________的合成。

13. 止血敏的止血机制与增加________数量有关。

14. 中分子右旋糖酐主要用于________休克。

15. 碳酸氢钠的作用有________、________、________、________。

16. 临床常用的右旋糖酐有________、________、________。

17. 肝素不易和________、________、________、________药物合用。

18. 促进铁吸收的因素有________、________、________；阻碍铁吸收的因素有________、________、________、________。

19. 常用的生白细胞药有________、________、________、________、________。

**五、问答题**

1. 引起缺铁性贫血的原因是什么？应如何治疗？

2. 巨幼红细胞性贫血是怎么引起的？为什么用叶酸和维生素 $B_{12}$ 治疗？

3. 肝素为什么有强大的抗凝作用？

4. 维生素 K 可用于哪些情况的出血？为什么？

5. 服用铁剂时应注意些什么？

# 答　案

**【释疑】**

1.①弥散性血管内凝血（DIC）；②肝素可用于肺血栓栓塞症、慢性阻塞性肺疾患（COPD）、肺心病、呼吸衰竭、肺炎、成人呼吸窘迫综合征（ARDS）、哮喘、肺癌、肺结核、肺水肿、肺泡蛋白沉积症和脓气胸；③肝素可用于治疗肝炎；④肾疾患：慢性增殖型肾炎、膜性增殖型肾炎、局灶性肾小球硬化、狼疮性肾炎、肾病综合征和急性肾衰；⑤妇产科：妊娠期髂股静脉血栓形成、复发性静脉血栓形成、胎盘早剥、先兆子痫和子痫、羊水栓塞、葡萄胎、急性妊娠脂肪肝；⑥心血管疾患：心肌梗死、充血性心力衰竭、风湿病等。

2.可使纤维蛋白原大量消耗，纤维蛋白难以形成，从而不能完成凝血的最后阶段。同时血小板数量、粘附率和聚集功能以及血液粘度均下降，促进了抗凝血过程，最终达到去纤、抗凝、溶栓、改善微循环、增加病灶处血液供应的目的。

3.这是因为肝素能促进脂蛋白脂酶（或称清除因子）的释放。该酶催化与乳糜微粒有关的甘油三酯水解，从而降低血脂。

**【习题】**

**一、单项选择题**

1.A　2.C　3.C　4.E　5.D　6.B　7.D　8.B　9.D　10.E　11.C　12.D　13.C　14.C　15.A　16.A　17.E　18.A　19.D　20.C　21.B　22.B　23.B　24.A　25.C　26.D　27.D　28.D　29.C　30.B

**二、多项选择题**

1.BDE　2.ACE　3.ACE　4.ABC　5.BD　6.ABCE　7.ABCE　8.BCE　9.ABCE　10.ABCD

**三、判断题**

1.×　2.√　3.×　4.√　5.√　6.×　7.×　8.×　9.√　10.×　11.×　12.√　13.√　14.×　15.√　16.√　17.×　18.×　19.√　20.√

**四、填空题**

1.缺铁性　巨幼红细胞性　恶性

2.华法林　链激酶　枸橼酸钠　肝素

3.维生素K　鱼精蛋白

4.氨甲苯酸　钙盐

5.内因子　恶性贫血

6.碱性药物　钙盐　浓茶　四环素

7.胆汁

8.血管

9.低分子右旋糖酐

10.垂体后叶素

11.凝血酶原　凝血因子

12.AT-Ⅲ　Ⅶ、Ⅸ、Ⅹ

13. 血小板

14. 低血容量性休克

15. 纠正代谢性酸中毒　碱化尿液　用于心脏复苏　治疗胃酸过多症

16. 中分子右旋糖酐　低分子右旋糖酐　小分子右旋糖酐

17. 水杨酸类　口服抗凝剂　利尿酸　右旋糖酐

18. 胃酸　维生素C　食物中的还原物质　抗酸药　多钙、高磷酸盐食物　茶叶　四环素

19. 维生素$B_4$　鲨肝醇　肌苷　白血生　利血生

**五、问答题**

1. 人们在一般情况下不易引起缺铁性贫血，但当胃肠功能紊乱、慢性腹泻、胃酸缺乏等情况下会出现铁的吸收障碍或慢性失血，如上消化道出血、鼻出血、钩虫病等均可引起缺铁性贫血。治疗方法是在治疗原发病的基础上服用铁剂。

2. 巨幼红细胞性贫血是由于体内叶酸缺乏引起的。因为人类不能合成叶酸，只能摄取食物中的叶酸，若食物中的叶酸缺乏，就会使核酸和蛋白质合成受阻，从而使红细胞发育成熟过程受阻，形成巨幼红细胞性贫血，用叶酸治疗可补充体内叶酸的不足。如辅以维生素$B_{12}$可促进叶酸的活化和机体对叶酸的利用，故常将叶酸与维生素$B_{12}$合用治疗巨幼红细胞性贫血。

3. 肝素能促进抗凝血酶Ⅲ（AT-Ⅲ）的抗凝血作用，AT-Ⅲ是血浆中的一种生理抗凝物质，能与凝血酶、$Ⅻ_a$、$Ⅺ_a$、$Ⅹ_a$、$Ⅸ_a$因子结合成复合物并使其活性丧失，从而抑制纤维蛋白的形成和血小板聚集而抗凝，故呈现强大的抗凝作用。

4. 维生素$B_{12}$口服经肠道吸收时，必须有胃粘膜壁细胞分泌的“内因子”的保护才能被肠壁吸收。恶性贫血病人胃粘膜萎缩，内因子分泌缺乏，肠道不能吸收维生素$B_{12}$，故必须注射给药。

5. 服用铁剂时禁用碱性药物，应给予少量稀盐酸及维生素C，以利于铁的吸收；茶叶中含有多量鞣酸，可使铁发生沉淀而影响吸收，钙盐和四环素类药物可影响铁的吸收，故服用铁剂时不能同服碱性药物，钙盐　浓茶、四环素类。

（万红　郭靠山）

# 第二十一章　子宫兴奋药

## 目标要求

1. 社区医学专业　①叙述缩宫素、麦角制剂对子宫的作用特点、适应证和禁忌证。②运用“从量变到质变的规律”恰当选用药物，严格把握剂量。

2. 妇幼卫生专业　同“社区医学”。

3. 药剂专业　比较缩宫素、麦角新碱的作用特点及应用。

4. 医学影像诊断专业　无

5. 口腔医学专业　无

## 释　　疑

1. 妊娠中毒症的临床表现。

2. 何为肢端干性坏疽。

## 习　　题

**一、单项选择题**

1. 麦角新碱在临床上主要用于

A. 引产　B. 催产　C. 子宫出血　D. 偏头痛　E. 降血压

2. 大剂量的缩宫素可用于

A. 引产　B. 催产　C. 产后止血　D. 利尿　E. 止痛

3. 妇产科常用的麦角制剂是

A. 麦角毒　B. 麦角碱　C. 氢化麦角碱　D. 麦角新碱　E. 麦角胺

4. 在下列何种情况下可使用缩宫素催产

A. 头盆不称　B. 前置胎盘　C. 多胎妊娠　D. 低张性宫缩无力　E. 产道异常

5. 下列哪一项不是前列腺素的作用

A. 产后止血　B. 催产　C. 流产　D. 引产　E. 避孕

**二、多项选择题**

1. 缩宫素的禁忌证有

A. 产道异常　B. 胎位不正　C. 前置胎盘　D. 多胎妊娠　E. 头盆不称

2. 缩宫素的作用强度与以下哪种因素有关

A. 剂量　B. 雌激素　C. 作用时间　D. 个体差异　E. 子宫部位

3. 缩宫素的临床用途有

A. 避孕　B. 镇痛　C. 催产　D. 产后止血　E. 引产

4. 麦角生物碱的主要成分有

A. 麦角新碱　B. 麦角胺　C. 二氢麦角碱　D. 麦角毒　E. 麦角胺咖啡因

5. 缩宫素的给药途径有

A. 口服　B. 皮下注射　C. 肌内注射　D. 静脉滴注　E. 直肠给药

**三、判断题**

1. 小剂量缩宫素能增强子宫平滑肌的节律性收缩、肌张力稍增加。

2. 孕激素能增强子宫平滑肌对缩宫素的敏感性。

3. 缩宫素口服、注射均有较好的催产引产作用。

4. 麦角新碱对子宫体和子宫颈的兴奋作用无明显差别。

5. 麦角胺可收缩血管，用于脑动脉扩张和搏动幅度加大引起的偏头痛。

**四、填空题**

1. 长期使用麦角毒和麦角胺可引起＿＿＿＿＿＿。

2. 大剂量麦角毒或麦角胺能阻断＿＿＿＿＿＿＿＿，翻转肾上腺素的升压作用。

3. 雌激素能______子宫平滑肌对缩宫素的敏感性。

4. 用催产素催产和引产时应严格掌握______滴速和______。

5. 小剂量缩宫素能______子宫平滑肌的______。

**五、问答题**

1. 论述催产素对子宫平滑肌的作用特点。

2. 缩宫素用于产前及产后的依据是什么，在应用中应注意哪些问题。

## 答　案

**【释疑】**

1. 妊娠中毒症的临床表现主要有水肿、高血压和蛋白尿，重症时可出现抽搐、昏迷、心力衰竭、肾功能衰竭。

2. 肢端干性坏疽是肢端动脉血流阻塞所致，坏死部分变为灰褐色，甚至黑色。

**【习题】**

**一、单项选择题**

1. C　2. C　3. D　4. D　5. A

**二、多项选择题**

1. ABCDE　2. ABE　3. CDE　4. ABD　5. BCD

**三、判断题**

1. ✓　2. ✕　3. ✕　4. ✓　5. ✓

**四、填空题**

1. 肢端干性坏疽

2. α 受体

3. 增强

4. 剂量　禁忌证

5. 增强　节律性收缩

**五、问答题**

1. ①对子宫体兴奋作用强、对子宫颈作用弱。②小剂量能增强子宫平滑肌的节律性收缩，振幅、频率及收缩力均增加，肌张力稍增加，大剂量引起子宫平滑肌强直性收缩。③雌激素增强子宫平滑肌对缩宫素的敏感性，孕激素则降低其敏感性。

2. 缩宫素用于产前主要是小剂量（2～5U）能增强妊娠末期子宫平滑肌的节律性收缩促进分娩。对出现低张性宫缩无力时，可用于催产，也可用于引产。产后，大剂量（10U）缩宫素可引起子宫平滑肌产生强直性收缩，压迫肌层血管而止血，故可用于产后止血。

应用时应注意：催产、引产时：①严格掌握剂量、滴速，避免引起子宫强直性收缩。②严格掌握禁忌证，凡产道异常、胎位不正、头盆不称、前置胎盘、多胎妊娠、三次妊娠以上的经产妇和有剖腹产史者禁用。

产后止血时，因缩宫素作用维持时间短，可用麦角新碱维持子宫收缩。

（林莎　石光梅）

# 第二十二章　激 素 类 药

## 目 标 要 求

1. 社区医学专业　①解释糖皮质激素的药理作用、用途、不良反应和应用注意事项；比较常用糖皮质激素制剂的特点和应用。②解释硫脲类药的作用机制，常用药物的特点、用途及不良反应；简述碘和碘化物的作用、用途及用药注意事项。③描述胰岛素制剂的作用特点、不良反应和应用注意事项；简述口服降血糖药的作用特点及应用。④观察糖皮质激素的抗炎作用和对细胞膜的保护作用，具有独立思考和观察药物作用的能力。⑤具有对病人高度负责的态度，严格掌握适应证，防止滥用此类药物，减少不良反应，提高防治效果。

2. 妇幼卫生专业　同“社区医学”。

3. 药剂专业　①阐述糖皮质激素药的作用、用途、不良反应及其防治。②解释糖皮质激素药的禁忌证及药物相互作用。③比较硫脲类和碘制剂的抗甲状腺作用、用途有何不同。④叙述胰岛素的作用、用途和不良反应。⑤比较口服降血糖药的作用特点和应用。⑥结合观看录像片及处方分析，复习有关药物的药理作用、应用和药物相互作用。

4. 医学影像诊断专业　①阐述糖皮质激素类药的作用、用途、不良反应及其防治。②观看肾上腺皮质激素的药理作用。

5. 口腔医学专业　述说糖皮质激素的作用、用途、不良反应和注意事项。

## 释　　疑

1. 外周靶腺激素（促甲状腺素、促肾上腺皮质激素、促性腺激素）对下丘脑-腺垂体系统的反馈调节作用。

2. 类固醇激素作用原理。

3. 大剂量碘制剂抑制甲状腺激素释放的原理。

4. 胰岛素与受体结合引起生理效应的原理。

## 习　　题

**一、单项选择题**

1. 严重肝功能不良的病人需用糖皮质激素治疗时，不宜选用

A. 强的松　B. 强的松龙　C. 氢化可的松　D. 地塞米松　E. 倍他米松

2. 糖皮质激素于清晨一次给药可避免

A. 反跳现象　B. 类肾上腺皮质功能亢进　C. 减少感染机会　D. 反馈抑制垂体-肾上腺皮质功能　E. 减少对胃蛋白酶原分泌的抑制作用

3. 糖皮质激素抗炎作用原理之一是

A. 提高机体免疫功能　B. 抑制细菌　C. 增加巨噬细胞功能　D. 稳定溶酶体膜　E. 以上都不是

4. 糖皮质激素类药物全身应用时不良反应很多，但不引起

A. 水肿 B. 高血压 C. 血糖升高 D. 高血钾 E. 低血钙

5. 下列糖皮质激素类药物中抗炎作用最强的是

A. 可的松 B. 强的松 C. 倍他米松 D. 氢化可的松 E. 强的松龙

6. 糖皮质激素隔日疗法的给药时间最好在隔日

A. 中午 12 点 B. 上午 8 点 C. 下午 8 点 D. 下午 5 点 E. 夜间 11 点

7. 糖皮质激素诱发和加重感染的主要原因为

A. 激素用量不足，无法控制症状 B. 病人对激素不敏感 C. 激素促进了病原微生物的繁殖 D. 病原微生物毒力过强 E. 降低了机体的防御功能

8. 糖皮质激素的抗毒作用机制是

A. 中和细菌内毒素 B. 提高机体对细菌内毒素的耐受力 C. 对抗外毒素 D. 加速机体对细菌外毒素代谢 E. 加速机体对细菌内毒素代谢

9. 糖皮质激素治疗严重感染是因为

A. 有抗菌作用 B. 有抗病毒作用 C. 提高机体的免疫力 D. 通过其抗炎、抗毒、抗休克等作用缓解症状 E. 促进毒素的代谢

10. 长期应用糖皮质激素突然停药出现反跳现象是由于

A. 肾上腺皮质功能低下 B. 体内糖皮质激素水平过高 C. 由于无抗菌作用 D. 肾上腺皮质功能亢进 E. 促肾上腺皮质功能亢进

11. 小剂量糖皮质激素补充治疗用于

A. 慢性肾上腺皮质功能低下 B. 严重感染伴中毒症状 C. 过敏性休克 D. 肾病综合征 E. 急性淋巴性白血病

12. 主要影响水盐代谢的肾上腺皮质激素是

A. 可的松 B. 氢化可的松 C. 醛固酮 D. 强的松龙 E. 强的松

13. 主要通过稳定溶酶体膜，减少心抑制因子的形成，并扩张血管而抗休克的药物是

A. 氢化可的松 B. 肾上腺素 C. 去甲肾上腺素 D. 右旋糖酐 E. 阿托品

14. 水钠潴留最弱的糖皮质激素是

A. 氢化可的松 B. 强的松龙 C. 地塞米松 D. 可的松 E. 强的松

15. 下列关于 ACTH 的说法，哪种是错误的

A. ACTH 是由垂体后叶分泌的 B. ACTH 的分泌受血液中氢化可的松水平的调节 C. ACTH 作用部位是肾上腺皮质 D. ACTH 可用于防治长期使用糖皮质激素引起的肾上腺皮质萎缩 E. 促进肾上腺皮质合成并分泌糖皮质激素

16. 抑制甲状腺球蛋白水解酶而减少甲状腺激素分泌的药物是

A. 丙基硫氧嘧啶 B. 他巴唑 C. 甲亢平 D. $^{131}$I E. 大剂量碘

17. 硫脲类的抗甲状腺作用是由于

A. 抑制垂体前叶促甲状腺素的分泌 B. 抑制甲状腺对碘的摄取 C. 抑制碘离子的氧化与碘化酪氨酸的缩合 D. 抑制甲状腺球蛋白的水解 E. 加速甲状腺素的破坏

18. 治疗甲状腺危象宜选用

A. 大剂量碘剂与硫脲类合用 B. 大剂量碘剂单用 C. 硫脲类单用 D. 小剂量碘剂单用 E. 小剂量碘剂与硫脲类合用

19. 下列以白细胞减少为主要副作用的药物是

A. 碘制剂 B. 甲状腺素 C. 硫脲类 D. 糖皮质激素 E. 胰岛素

20. 甲亢手术前准备宜选用

A. 大剂量碘剂单用 B. 硫脲类单用 C. 大剂量碘剂与硫脲类合用 D. 小剂量碘剂与硫脲类合用 E. 小剂量碘剂单用

21. 呆小症可选用

A. 碘制剂 B. 他巴唑 C. 甲状腺素 D. 甲亢平 E. 丙基硫氧嘧啶

22. 甲状腺分泌的最主要激素是

A. 单碘酪氨酸 B. 双碘酪氨酸 C. 甲状腺素 D. 甲状腺球蛋白 E. 蛋白水解酶

23. 能阻碍碘离子氧化成活性碘的药物是

A. 小剂量碘 B. 硫脲类药物 C. $^{131}I$ D. 甲状腺素 E. 大剂量碘

24. 下列对胰岛素的描述哪项是错误的

A. 精蛋白锌胰岛素是长效的 B. 普通胰岛素是短效的 C. 低精蛋白锌胰岛素是中效的 D. 珠蛋白锌胰岛素是短效的 E. 胰岛素皮下注射维持时间是6～8小时

25. 主要用于成年人轻型肥胖型糖尿病人的药物是

A. 苯乙双胍 B. 氯磺丙脲 C. 甲苯磺丁脲 D. 低精蛋白锌胰岛素 E. 普通胰岛素

26. 下列对胰岛功能完全丧失者无效的药物是

A. 普通胰岛素 B. 甲苯磺丁脲 C. 珠蛋白锌胰岛素 D. 精蛋白锌胰岛素 E. 苯乙双胍

27. 下列非胰岛素不良反应是

A. 过量出现低血糖症 B. 少数出现过敏反应 C. 长期应用易致耐受性 D. 注射部位可出现发红、皮下结节等 E. 高血钾

28. 不宜用胰岛素的病症是

A. 胰岛素依赖性糖尿病 B. 胰岛功能基本丧失的糖尿病 C. 胰岛功能尚可的糖尿病 D. 少数精神分裂症 E. 与高渗葡萄糖、氯化钾合用纠正细胞内失钾

29. 胰岛素的常用给药途径是

A. 口服 B. 皮下注射 C. 静脉注射 D. 舌下给药 E. 吸入给药

30. 下列对胰岛素药理作用的叙述，哪项是错误的

A. 促进葡萄糖的利用 B. 抑制糖原分解 C. 增加糖原异生 D. 降低血糖 E. 抑制脂肪分解

31. 回乳可选用

A. 黄体酮 B. 甲睾酮 C. 大剂量己烯雌酚 D. 小剂量己烯雌酚 E. 炔诺酮

32. 老年性骨质疏松症可选用

A. 可的松 B. 黄体酮 C. 强的松龙 D. 苯甲酸诺龙 E. 己烯雌酚

33. 能明显促进蛋白质合成的药物是

A. 强的松 B. 苯丙酸诺龙 C. 己烯雌酚 D. 黄体酮 E. 炔雌醇

34. 妇女绝经期后，体内升高的激素为

A. 孕激素　B. 雄激素　C. 促性腺激素　D. 肾上腺皮质激素　E. 雌激素

35. 干扰孕卵着床的避孕药的优点为

A. 无类早孕反应　B. 不引起子宫不规则出血　C. 避孕成功率高　D. 应用不受月经周期的限制　E. 可长期服用

36. 主要抑制排卵的避孕药

A. 丙酸睾丸素　B. 醋酸苯汞　C. 不同类型的雌激素与孕激素组成　D. 苯丙酸诺龙　E. 棉酚

**二、多项选择题**

1. 慢性肾上腺皮质功能减退症（阿狄森病）可选用

A. 可的松　B. 醛固酮　C. 强的松　D. 氢化可的松　E. 低盐饮食

2. 糖皮质激素诱发和加重溃疡是因为

A. 增加胃酸分泌　B. 增加胃蛋白酶分泌　C. 抑制胃粘液分泌　D. 降低机体防御能力　E. 抑制组织修复

3. 糖皮质激素抗免疫作用主要是通过

A. 抑制免疫反应引起的炎症反应　B. 提高机体对内毒素耐受力　C. 抑制巨噬细胞对抗原的吞噬和处理　D. 阻断免疫母细胞的增殖　E. 使血中淋巴细胞分布到其他组织

4. 长期应用糖皮质激素的不良反应有

A. 诱发红斑狼疮　B. 肾上腺皮质功能不全　C. 诱发和加重感染　D. 诱发支气管哮喘　E. 诱发和加重溃疡

5. 糖皮质激素的药理作用是

A. 提高机体对细菌内毒素的耐受力　B. 抑制各种原因引起的炎症反应　C. 对抗细菌外毒素　D. 抗免疫　E. 抗休克

6. 大剂量糖皮质激素突击疗法用于

A. 垂体前叶功能减退　B. 肾上腺皮质功能不全　C. 严重感染　D. 各种休克　E. 肾上腺皮质次全切除术

7. 长期应用糖皮质激素可抑制儿童生长的原因是

A. 促进蛋白质分解，抑制其合成　B. 抑制免疫功能　C. 促进钾的排泄　D. 水钠潴留　E. 促进钙、磷的排泄

8. 糖皮质激素的禁忌证包括

A. 再生障碍性贫血　B. 急性淋巴性白血病　C. 糖尿病　D. 支气管哮喘　E. 活动性溃疡病

9. 糖皮质激素可治疗的疾病是

A. 水痘　B. 中毒性痢疾　C. 支气管哮喘　D. 肾病综合征　E. 活动性肺结核

10. 长期应用糖皮质激素的病人饮食应是

A. 低盐饮食　B. 高蛋白饮食　C. 高糖饮食　D. 低蛋白饮食　E. 低糖饮食

11. 甲状腺素可治疗

A. 甲状腺功能亢进　B. 呆小症　C. 粘液性水肿　D. 甲状腺危象　E. 单纯性甲状腺肿

12. 单纯性甲状腺肿可选用

A. 甲状腺素　B. 甲亢平　C. 他巴唑　D. 丙基硫氧嘧啶　E. 小剂量碘

13. 治疗甲亢的药物是

A. 甲状腺素　B. 甲亢平　C. 他巴唑　D. 小剂量碘　E. $^{131}I$

14. 甲状腺激素包括

A. 单碘酪氨酸　B. 双碘酪氨酸　C. 三碘甲腺原氨酸　D. 四碘甲腺原氨酸　E. 活性碘（I°）

15. 口服降血糖药有

A. 甲苯磺丁脲　B. 氯磺丙脲　C. 优降糖　D. 苯乙双胍　E. 二甲双胍

16. 胰岛素的不良反应有

A. 低血糖　B. 产生耐受性　C. 高血钾　D. 过敏反应　E. 粒细胞减少

17. 胰岛素的作用是

A. 促进糖原异生　B. 抑制糖原异生　C. 促进糖原合成　D. 抑制糖原合成　E. 抑制糖原分解

18. 甲苯磺丁脲的适应证

A. 胰岛功能尚存的轻、中型糖尿病　B. 重型糖尿病　C. 完全切除胰腺的糖尿病　D. 糖尿病性昏迷　E. 尿崩症

19. 黄体酮可用于

A. 功能性子宫出血　B. 习惯性流产　C. 回乳　D. 前列腺癌　E. 老年性骨质疏松

20. 治疗功能性子宫出血的激素有

A. 雄激素　B. 雌激素　C. 孕激素　D. 同化激素　E. 肾上腺皮质激素

21. 绝经期综合征可选用

A. 黄体酮　B. 己烯雌酚　C. 己烷雌酚　D. 苯丙酸诺龙　E. 甲睾酮

22. 老年性阴道炎可选用

A. 己烯雌酚　B. 黄体酮　C. 炔雌醇　D. 炔诺酮　E. 甲孕酮

23. 人工合成雌激素包括

A. 雌二醇　B. 己烯雌酚　C. 炔雌醇　D. 雌酮　E. 炔雌醚

24. 人工合成孕激素包括

A. 甲地孕酮　B. 甲孕酮　C. 黄体酮　D. 炔诺酮　E. 炔雌醚

**三、判断题**

1. 糖皮质激素的抗炎作用是由于抑制病原体产生的。

2. 糖皮质激素的抗毒作用是由于它能直接对抗和破坏细菌内毒素的作用。

3. 可的松和强的松在体内分别转变为强的松和强的松龙才能发挥作用。

4. 糖皮质激素治疗过敏性休克时因起效慢应与肾上腺素合用。

5. 为减轻长期应用糖皮质激素对肾上腺皮质功能的抑制，可采用清晨一次或隔日清晨一次的给药方法。

6. 癫痫患者应用苯巴比妥引起的过敏性皮炎可用糖皮质激素治疗。

7. 糖皮质激素通过其抗炎作用可治疗活动性结核。

8. 应用糖皮质激素治疗严重感染时必需合用足量有效的抗生素。

9. 对病毒性感染一般不用糖皮质激素治疗。

10. 因糖皮质激素有水钠潴留的不良反应，故可与氢氯噻嗪合用以促进水钠排出。

11. 糖皮质激素可致畸胎，故孕妇禁用。

12. 糖皮质激素可使胃酸和胃蛋白酶分泌增加，故可诱发和加重溃疡。

13. 大剂量糖皮质激素适用于各种休克。

14. 长期应用糖皮质激素突然停药，会使原有病症复发和加重。

15. 类肾上腺皮质功能亢进是因为肾上腺皮质分泌肾上腺皮质激素过多所造成的。

16. 甲状腺激素包括单碘酪氨酸和双碘酪氨酸。

17. 单纯甲状腺肿可用大剂量的碘治疗。

18. 甲状腺素可治疗呆小症和粘液性水肿。

19. 硫脲类药物对已经合成的甲状腺素无影响故显效缓慢。

20. 甲状腺危象可用大剂量的硫脲类药物加大剂量碘治疗。

21. 大剂量碘抑制甲状腺球蛋白水解酶，减少甲状腺素的释放，作用快、强而持久。

22. $^{131}$I 用于治疗对抗甲状腺药物过敏或不宜手术的甲亢病人。

23. 胰岛素口服易被消化酶破坏故必须注射给药。

24. 甲苯磺丁脲对胰岛功能完全丧失的糖尿病人也有效。

25. 苯乙双胍对正常人和糖尿病人均有降糖作用。

26. 口服降血糖药作用慢而弱，仅用于轻、中型糖尿病。

27. 胰岛素与普萘洛尔共用时易致低血糖。

28. 胰岛素能纠正细胞内缺钾可引起血钾升高。

29. 水杨酸类可使甲苯磺丁脲作用增强。

30. 当胰岛功能完全丧失时，苯乙双胍仍有降血糖作用。

31. 雌激素、孕激素、雄激素均可用于功能性子宫出血。

32. 口服避孕Ⅰ号、Ⅱ号的主要作用是干扰孕卵着床。

33. 抑制排卵的避孕药是由不同类型的雌激素和孕激素配伍组成的。

34. 口服避孕药引起的类早孕反应一般不需特殊处理，继续用药症状可减轻或消失。

35. 服用避孕药过程中如发现乳房肿块可继续用药。

**四、填空题**

1. 肾上腺皮质激素按生理作用分为二大类______、______。

2. 醛固酮能促进远曲小管对______重吸收和______排出。

3. 糖皮质激素的四抗作用是______、______、______、______。

4. 糖皮质激素刺激造血功能使血中______、______、______、______、______增多，但使血中______、______减少。

5. 儿童大剂量应用糖皮质激素可抑制______。

6. 糖皮质激素治疗严重感染是通过其______、______、______等作用迅速缓解症状，对细菌感染必须合用足量有效的______药物。

7. 糖皮质激素防治炎症的后遗症是由于其可防止组织过度破坏及______的形成。

8. 糖皮质激素治疗的血液病有______、______、______、______。

9．糖皮质激素的用途______、______、______、______、______、______。

10．类肾上腺皮质功能亢进患者应给予______、______、______饮食。

11．长期应用糖皮质激素停药时应______或停药前给予______，以促进皮质功能的恢复。

12．糖皮质激素的用法有______、______、______、______。

13．隔日疗法的目的是减轻糖皮质激素对______抑制。

14．促肾上腺皮质激素（ACTH）的作用是促进肾上腺皮质合成和分泌______。

15．甲状腺素包括______和______。

16．甲状腺素的作用是______、______、______。

17．抗甲状腺素药包括______、______、______。

18．硫脲类药物有______、______、______。

19．硫脲类药物的用途是______、______、______。

20．硫脲类药物最严重的不良反应是______。

21．小剂量碘是合成______的原料，用于防治______，大剂量碘抑制______，减少甲状腺激素释放，有抗______作用。

22．碘和碘化物用于______、______、______。

23．放射碘适用于对______或______的甲亢病人。

24．胰岛素的作用是______、______、______、______。

25．胰岛素是胰腺中胰岛______分泌的激素。

26．应用胰岛素治疗糖尿病时主要用于______、______、______、______。

27．胰岛素的不良反应是______、______、______。

28．极化液是由______、______、______配成的，用于防治心肌梗死时的______。

29．磺酰脲类降血糖的作用方式为______、______。

30．磺酰脲类用于______、______。

31．双胍类药物作用机制是______、______、______。

32．常用的磺酰脲类口服降血糖药有______、______、______。

33．常用的双胍类口服降血糖药有______、______。

34．雌激素的用途是______、______、______、______、______、______、______。

35．孕激素用于______、______、______、______。

36．雄激素的作用是______、______、______、______。

37．同化激素是一类以______同化作用为主的睾丸素的衍生物。

38．口服避孕Ⅰ号的作用是抑制______。

39．计划生育用药分为______、______、______、______、______共五类。

**五、问答题**

1．糖皮质激素的药理作用有哪些？

2．应用糖皮质激素治疗严重感染时，为什么必须合用足量有效的抗菌药物？

3．长期应用糖皮质激素为什么不宜突然停药？

4．糖皮质激素隔日疗法的理论依据是什么？

5．糖皮质激素诱发和加重溃疡的作用机制是什么？

6. 糖皮质激素抗休克的作用原理？

7. 硫脲类抗甲状腺素的作用机制？为何产生作用慢？

8. 大剂量碘为什么有抗甲状腺作用？其作用特点是什么？

9. 口服降血糖药有哪两类？各有何特点？适用于哪些糖尿病？

10. 胰岛素为什么能降低血糖？

11. 计划生育药分几类？它们各作用于生殖过程中哪一环节？各举一个代表药物。

## 答　案

**【释疑】**

1. 腺垂体的三种促激素（TSH、ACTH、GTH）都有各自的靶腺（甲状腺、肾上腺皮质、性腺），外周靶腺的激素（甲状腺激素、糖皮质激素、性激素）既可对直接调节它的腺垂体起负反馈作用，也可绕过腺垂体对下丘脑起负反馈作用。因此，下丘脑、腺垂体与外周靶腺之间联成三个功能轴：下丘脑-腺垂体-甲状腺轴；下丘脑-腺垂体-肾上腺（皮质）轴；下丘脑-腺垂体-性腺轴。各轴之间，彼此无直接的调节关系。各轴本身各环节，存在依次调节及负反馈调节的关系，从而使血液中的有关激素浓度相对稳定在一定水平上。

2. 类固醇激素分子较小，且具脂溶性，因此，可通过扩散或载体转运进入靶细胞。在细胞内通过基因表达发挥作用。激素分子进入细胞后，先与胞浆受体结合成复合物，此复合物在适宜温度（37°）和$Ca^{2+}$参与下，可发生变构，能穿过核膜进入细胞核内，再与核受体形成复合物。此激素核受体复合物结合在染色质的非组蛋白的特异位点上，从而启动或抑制该部位的 DNA 的转录，进而促进或抑制 mRNA 的形成。结果诱导或减少某种蛋白质（主要是酶）合成，从而实现其生理效应。

3. 甲状腺激素释放时，甲状腺球蛋白分子中的二硫键（—S—S—）先需在还原型谷胱甘肽的影响下还原成巯基（—SH），才能被溶酶体酶水解，然后释放出甲状腺素。形成还原型谷胱甘肽需要谷胱甘肽还原酶，碘对此酶有抑制作用，故碘能抑制甲状腺激素的释放。

4. 现已证明，靶细胞膜上有胰岛素受体，是一种糖蛋白。胰岛素和受体结合后才产生一系列效应。胰岛素与受体结合后，激活受体蛋白激酶，使胰岛素自身磷酸化，同时导致细胞内其它蛋白质磷酸化，通过磷酸化-去磷酸化的一系列反应而产生胰岛素的生理效应。

**【习题】**

**一、单项选择题**

1. A　2. D　3. D　4. D　5. C　6. B　7. E　8. B　9. D　10. A　11. A　12. C　13. A　14. C　15. A　16. E　17. C　18. A　19. C　20. C　21. C　22. C　23. B　24. D　25. A　26. B　27. E　28. C　29. B　30. C　31. C　32. D　33. B　34. C　35. D　36. C

**二、多项选择题**

1. ABCD　2. ABCE　3. ACDE　4. BCE　5. ABDE　6. CD　7. AE　8. CE　9. BCD　10. ABE　11. BCE　12. AE　13. BCE　14. CD　15. ABCDE　16. ABD　17. BCE　18. AE　19. AB　20. ABC　21. BC　22. AC　23. BCE　24. ABD

三、判断题

1.× 2.× 3.× 4.√ 5.√ 6.× 7.× 8.√ 9.√ 10.× 11.√ 12.√ 13.√ 14.√ 15.× 16.× 17.× 18.× 19.√ 20.√ 21.× 22.√ 23.√ 24.× 25.× 26.√ 27.√ 28.× 29.× 30.√ 31.√ 32.× 33.√ 34.√ 35.×

四、填空题

1. 盐皮质激素 糖皮质激素

2. $Na^{+}$、$Cl^{-}$ $K^{+}$、$H^{+}$

3. 抗炎 抗毒 抗免疫 抗休克

4. 中性白细胞 血小板 红细胞 纤维蛋白原 血红蛋白 淋巴细胞 嗜酸性粒细胞

5. 生长发育

6. 抗炎 抗毒 抗休克 抗菌

7. 粘连、疤痕

8. 急性淋巴细胞性白血病 再生障碍性贫血 粒细胞减少症 血小板减少症

9. 治疗严重感染 治疗炎症及防止其后遗症 治疗自身免疫性疾病和过敏性疾病 抗休克 治疗某些血液病 替代疗法

10. 低盐 低糖 高蛋白

11. 逐渐减量停药 ACTH

12. 小剂量替代疗法 大剂量突击疗法 一般剂量长疗程法 隔日疗法

13. 肾上腺皮质功能的

14. 糖皮质激素

15. 三碘甲腺原氨酸 四碘甲腺原氨酸

16. 维持生长发育 促进代谢 维持神经系统功能和心血管效应

17. 硫脲类 碘和碘化物 放射性碘

18. 丙基硫氧嘧啶；甲硫咪唑（他巴唑）；卡比马唑（甲亢平）

19. 甲亢的内科治疗 甲亢术前准备 甲状腺危象的辅助治疗

20. 白细胞减少症特别是粒细胞缺乏症

21. 甲状腺激素 单纯性甲状腺肿 甲状腺球蛋白水解酶 甲状腺

22. 单纯性甲状腺肿 甲状腺手术前准备 甲状腺危象

23. 抗甲状腺药物过敏 不宜手术

24. 调节糖代谢 调节脂肪代谢 调节蛋白质代谢 促进 $K^{+}$进入细胞内

25. β细胞

26. 重型、特别是幼年型糖尿病 经饮食疗法和口服降血糖药无效的轻、中度糖尿病者 合并高热、重度感染等各型糖尿病 糖尿病酮症酸中毒及糖尿病性昏迷

27. 低血糖 局部反应和过敏反应 耐受性

28. 胰岛素 葡萄糖 氯化钾 心律紊乱

29. 直接作用于胰岛β细胞 增强胰岛素的作用

30. 糖尿病 尿崩症

31. 促进脂肪组织对葡萄糖的摄取和利用　增加肌组织中糖的无氧酵解　阻碍葡萄糖在肠道吸收

32. 甲苯磺丁脲　氯磺丙脲　格列苯脲

33. 苯乙双胍　二甲双胍

34. 绝经期综合征　子宫发育不全　功能性子宫出血　乳房胀痛和回乳　老年性阴道炎和女阴干枯症　前列腺癌和青春期痤疮　绝经期和老年骨质疏松症

35. 先兆流产和习惯性流产　功能性子宫出血　痛经和子宫内膜移位症　避孕

36. 促进男性性器官和第二性征的发育及成熟　同化作用　刺激骨髓造血功能　增加肾对钙、磷吸收

37. 蛋白质

38. 排卵

39. 主要抑制排卵的避孕药　主要阻碍受精的避孕药　主要干扰孕卵着床的避孕药　主要影响精子生成的避孕药　人工流产或引产药

## 五、问答题

1. 糖皮质激素的药理作用有①抗炎作用：对各种原因引起的炎症均有强大抑制作用。炎症早期可减轻渗出、水肿、白细胞浸润和吞噬反应。炎症后期可防止粘连和瘢痕形成，减少后遗症。②抗免疫作用：对免疫过程的许多环节都有抑制作用。③抗毒作用：提高机体对细菌内毒素的耐受力，减轻其对机体造成的损害。④抗休克：大剂量糖皮质激素具有抗休克作用，临床上广泛用于各种严重休克，特别是中毒性休克的治疗。⑤对血液成分的影响：使血中中性白细胞、血小板、红细胞数量增多，纤维蛋白原和血红蛋白含量增加，而使淋巴细胞、嗜酸性粒细胞减少。⑥对中枢神经系统的影响：可提高中枢神经系统的兴奋性。⑦对代谢影响：a 促进糖原异生，减少葡萄糖分解、利用。b 促进肝外蛋白质分解并抑制其合成。c 促进脂肪分解。d 具有水钠潴留及排钾、排钙作用。

2. 应用糖皮质激素治疗严重感染时，必须合用足量有效的抗菌药物。糖皮质激素通过抗炎、抗毒、抗休克等作用迅速缓解症状，但由于其无抗菌作用，并降低机体的免疫力，使感染进一步扩散，所以必须合用足量有效的抗菌药物。

3. 长期大量应用糖皮质激素，通过负反馈，抑制垂体前叶促肾上腺皮质激素(ACTH)的释放，造成肾上腺皮质萎缩，功能减退。一旦突然停药，可引起肾上腺皮质功能不全症状，表现为全身不适、肌无力、低血糖、低血压等。因此对长期用药的患者，停药时要逐渐减量直至停药。

4. 糖皮质激素隔日疗法的理论依据是根据人体内源性肾上腺皮质激素分泌的昼夜规律提出的。其节律为上午 8 时为高峰，随后逐渐下降，至午夜为最低。若清晨一次性给药，恰好与正常的分泌高峰一致，对 ACTH 的分泌及肾上腺皮质功能抑制较小。若隔日清晨一次给药影响更小，从而减轻长期用药引起的不良反应。

5. 糖皮质激素能增加胃酸和胃蛋白酶的分泌，抑制胃粘液的分泌和组织修复，从而可诱发和加重溃疡。

6. 大剂量糖皮质激素抗休克作用主要由于①抗炎、抗毒、抗免疫等综合结果，其中最重要的为稳定溶酶体膜，减少心抑制因子形成。②大剂量糖皮质激素，降低血管对某些缩血管物质的敏感性，解除血管痉挛，改善微循环。

7. 硫脲类药物能抑制甲状腺细胞内过氧化物酶的活性，使碘离子不能氧化成活性碘，影响酪氨酸碘化及碘化酪氨酸缩合，结果抑制了甲状腺素的合成。但对已经合成的甲状腺素无效，需待其耗竭完后才能显效，故产生作用慢。

8. 大剂量碘抑制甲状腺球蛋白水解酶，减少甲状腺素的释放，作用快而强，但不持久，还能拮抗促甲状腺素刺激腺体增生的作用，使腺体缩小、变硬，以利手术的进行。

9. 一类为磺酰脲类，一类为双胍类。

磺酰脲类特点为对胰岛功能尚存的糖尿病人或正常人均有降血糖作用。还有抗利尿作用。用于胰岛功能尚存的轻、中型糖尿病患者。双胍类特点为：能明显降低糖尿病病人的血糖，对正常人血糖无影响，对胰岛功能完全丧失者仍可降血糖。主要用于轻、中型糖尿病患者，尤其适用于肥胖患者。

10. 通过增加葡萄糖去路，减少葡萄糖来源，降低血糖。①增加葡萄糖去路：胰岛素促进葡萄糖进入细胞，加速葡萄糖的酵解和氧化；促进肝、肌糖原的合成和储存；另外还能促进葡萄糖转变为脂肪。②减少葡萄糖来源；抑制糖原分解和异生。

11. 分五类。①主要抑制排卵的避孕药：抑制排卵。如复方炔诺酮片（口服避孕Ⅰ号）。②主要阻碍受精的避孕药；能在女性生殖道内杀灭精子或影响精子活动。如醋酸苯汞。③主要干扰孕卵着床的避孕药：能影响孕卵按时到达子宫腔，或抑制子宫内膜发育，而干扰孕卵着床。如甲地孕酮。④主要影响精子生成的避孕药：影响精子发生过程，使精子数减少，甚至无精子。如棉酚。⑤人工流产和引产药：影响子宫和胎盘功能，而使胚胎死亡后娩出。如利凡诺。

（彭丽红　王丽香）

# 第二十三章　维生素类药

## 目标要求

1. 社区医学专业　简述维生素B族、维生素C、维生素A、D、E的作用及应用。

2. 妇幼卫生专业　同“社区医学”。

3. 药剂专业　简述维生素类药物的作用、用途、不良反应。

## 习　题

**一、单项选择题**

1. 服用异烟肼引起的周围神经炎应给予

A. 维生素$B_2$　B. 维生素$B_6$　C. 维生素$B_1$　D. 维生素E　E. 烟酰胺

2. 妊娠呕吐给予

A. 维生素C　B. 维生素A　C. 维生素D　D. 维生素$B_6$　E. 维生素$B_1$

3. 大剂量应用可致泌尿道形成草酸盐结石的维生素是

A. 维生素A　B. 维生素$B_2$　C. 维生素C　D. 维生素$B_6$　E. 维生素E

4. 缺乏那种维生素可引起脚气病

A. 维生素 $B_1$　B. 维生素 D　C. 维生素 A　D. 维生素 E　E. 维生素 $B_2$

5. 可用于治疗角膜软化症的维生素是

A. 烟酰胺　B. 维甲酸　C. 维生素 A　D. 维生素 $B_2$　E. 维生素 C

**二、多项选择题**

1. 维生素 $B_1$ 缺乏可引起

A. 多发性神经炎　B. 口角炎　C. 消化不良　D. 夜盲症　E. 心力衰竭

2. 维生素 $B_1$ 的主要生理功能

A. 参与胶原蛋白的合成　B. 参与 α-酮酸氧化脱羧反应　C. 参与氨基酸的转氨基反应　D. 抑制胆碱酯酶活性　E. 参与视紫红质合成

3. 维生素 $B_6$ 的主要生理功能

A. 维持上皮组织的健全　B. 参与 γ-氨基丁酸的合成　C. 参与 5-羟色胺形成　D. 参与脂肪代谢　E. 抗氧化

4. 维生素 C 的主要用途

A. 治疗缺铁性贫血　B. 防治坏血病　C. 用于重金属中毒的解救　D. 治疗克山病心源性休克　E. 防治动脉粥样硬化

5. 佝偻病患儿应服用

A. 维生素 A　B. 维生素 D　C. 钙剂　D. 维生素 C　E. 维生素 $B_2$

6. 维生素 D 调节钙、磷代谢的作用表现在

A. 促进肠粘膜对钙、磷吸收　B. 促进钙、磷自肠道排泄　C. 增加肾小管对钙、磷重吸收　D. 在甲状旁腺激素协同下，动员骨钙入血　E. 抑制肾小管对钙、磷的重吸收

7. 与维生素 C 同服促进维生素 C 排泄的药物

A. 异烟肼　B. 四环素　C. 阿司匹林　D. 铁剂　E. 苯巴比妥

8. 缺乏哪种维生素易发生动脉粥样硬化

A. 维生素 A　B. 维生素 $B_6$　C. 维生素 $B_1$　D. 维生素 C　E. 维生素 E

**三、判断题**

1. 儿童缺乏维生素 A 表现为发育迟缓、生长发育受阻。

2. 为防止维生素 A 缺乏，长期服用维生素 A 是有益的。

3. 婴幼儿服用维生素 D 可预防佝偻病，但长期服用可引起慢性中毒。

4. 维生素是机体维持正常代谢功能所必须的物质，大多数在体内合成，少数由食物供给。

**四、填空题**

1. 维生素 $D_3$ 的生理功能是____。它首先在肝变成____，然后在肾变成____，才具有生理活性。

2. 维生素 $B_1$ 又名__________，在__________环境中不稳定，故不宜与____药物混合使用。

3. 维生素 $B_2$ 即____，作为____参与三大物质代谢，可以防治维生素 $B_2$ 缺乏引起的____、____、____等。

4. 维生素 $B_6$ 以磷酸吡哆醛形式作为____、____、____的辅酶参与氨基酸的合成与分

解，尤以参与____、____代谢较为重要。

5. 维生素A参与视杆细胞中____的合成，当其缺乏时易患____。

6. 维生素C解救重金属中毒的机制是____。

## 五、问答题

1. 人体所需要的维生素A的来源及其主要生理功能是什么？维生素A适用于哪些疾病？

2. 简述维生素$B_1$的作用，为什么维生素$B_1$缺乏时，可出现周围神经炎症状？

3. 长期服用异烟肼时，为什么要同服维生素$B_6$？

4. 维生素C主要有哪些作用？为什么当体内缺乏时皮肤粘膜易出血？

# 答　　案

**【习题】**

## 一、单项选择题

1. B　2. D　3. C　4. A　5. C

## 二、多项选择题

1. ACE　2. BD　3. BCD　4. ABCDE　5. ABC　6. ACD　7. BCE　8. BDE

## 三、判断题

1. ✓　2. ╳　3. ✓　4. ╳

## 四、填空题

1. 参与钙磷代谢　25(OH)$D_3$　1,25$(OH)_2D_3$.

2. 硫胺　碱性　碱性

3. 核黄素　黄酶的辅基成分　口角炎　舌炎　唇炎

4. 转氨酶　脱羧酶　脱硫酶　谷氨酶　色氨酸

5. 视紫红质　夜盲症

6. 使氧化型谷胱甘肽还原为还原型谷胱甘肽，后者巯基与重金属离子结合排出体外而解毒。

## 五、问答题

1. 维生素A存在于动物性食物如肝、牛奶和蛋黄中，乳汁中含量较多。植物中如胡萝卜含有较多的β-胡萝卜素，为维生素A原，进入体内后转化为维生素A。其主要生理功能：维持上皮组织的正常功能；参与视紫红质的形成；促进生长发育、增强免疫功能。临床上主要用于：夜盲症、干眼症、佝偻病及上皮癌、食管癌的辅助治疗。

2. 维生素$B_1$的作用：①维生素$B_1$在体内转变为焦磷酸硫胺素，这是α-酮酸氧化脱羧酶系的辅酶，参与糖代谢中α-酮酸的氧化脱羧反应如丙酮酸脱氢脱羧生成乙酰辅酶A，进入三羧酸循环，产生能量ATP。②参与乙酰胆碱的代谢，维持胆碱能神经正常传导。维生素$B_1$抑制胆碱酯酶活性，加强乙酰胆碱作用。

当维生素$B_1$缺乏时，丙酮酸氧化脱羧受阻，糖的有氧氧化受阻，能量供应减少，神经的能量供应不足，同时乳酸和丙酮酸在神经组织中堆积，使神经变性，并且乙酰胆碱水解加速，导致神经传导障碍，出现周围神经炎症状。

3. 目前认为长期服用异烟肼所产生的不良反应如周围神经炎及兴奋、烦躁、失眠等中枢兴奋症状，是维生素 $B_6$ 缺乏所致。异烟肼与维生素 $B_6$ 结构相似，竞争同一酶系统，妨碍了维生素 $B_6$ 的利用，并且二者结合由尿排出，造成维生素 $B_6$ 缺乏，引起氨基酸代谢障碍而产生周围神经炎，而中枢兴奋症状则与5-羟色胺及中枢抑制性递质γ-氨基丁酸合成减少有关。因此，为预防服用异烟肼产生的不良反应，当长期服用异烟肼时，应适当补充维生素 $B_6$。

4. 维生素C主要有下述作用：参与体内氧化还原反应；参与细胞间质形成；增强机体解毒功能。此外还能促进抗体形成及增强机体免疫功能。

维生素C是合成胶原蛋白和粘多糖等细胞间质所必需的物质。维生素C缺乏时，胶原蛋白和粘多糖合成障碍，细胞间质成份解聚，以致伤口、溃疡不易愈合，毛细血管的脆性和通透性增加，管壁易破裂而引起出血等症状，临床上称为坏血病。

（赵　力　陈俊荣）

# 第二十四章　抗微生物药

## 目标要求

1. 社区医学专业　说出抗微生物药、化学治疗药、抗菌谱、抗药性的概念；描述药物、机体及病原体三者之间的辨证关系和合理使用抗微生物药的重要性。简述抗生素的概念，解释各类抗生素的抗菌谱、抗菌机制、抗药性、主要用途、主要不良反应及其防治。说出磺胺类药物的分类，解释磺胺类药物的抗菌谱、抗菌机制、作用特点、抗药性、体内过程、用途、不良反应及其防治；举出其他合成抗菌药的作用及用途。解释常用抗结核病药的作用、不良反应及防治；列出常用抗麻风病药的作用及其应用。简述常用抗真菌药和抗病毒药的作用及应用。说出常用抗感染中草药的作用及应用。简述抗菌药的合理应用。举出常用消毒防腐药的作用及应用。

2. 妇幼卫生专业　同“社区医学”。

3. 药剂专业　详述常用抗生素的作用、用途、抗药性、不良反应。简述抗生素的种类及其作用原理。叙述磺胺药、甲氧苄啶、喹诺酮类、呋喃类的作用、用途、不良反应。比较抗结核病药的作用特点和应用。简述抗真菌药和抗病毒药的临床应用。简述各类消毒防腐药的作用并联系其应用。

4. 医学影像诊断专业　阐述常用抗生素的作用、用途、抗药性、不良反应。叙述磺胺药和甲氧苄啶、喹诺酮类、呋喃类的作用、用途、不良反应。

5. 口腔医学专业　详述常用抗生素、磺胺药的抗菌谱、适应证、抗药性、主要不良反应及防治；简述抗菌药的合理应用和滥用的严重后果；述说各种消毒防腐药的作用原理、分类、范围、用途、用法；简述口腔局部用药的原理。

## 释　疑

1. β-内酰胺酶

2. 青霉素结合蛋白

3. DNA 回旋酶

4. 咪唑类抗真菌剂的作用原理

## 习　题

**一、单项选择题**

1. 下列关于青霉素G性质的叙述哪项是错误的?

A. 水溶液性质不稳定　B. 不耐热　C. 口服易被胃酸破坏　D. 在室温下可放置24小时以上　E. 可被β-内酰胺酶破坏

2. 青霉素最适于治疗的细菌感染是

A. 化脓性链球菌　B. 葡萄球菌　C. 放线菌　D. 铜绿假单胞菌　E. 大肠杆菌

3. 青霉素的主要不良反应是

A. 二重感染　B. 精神症状　C. 过敏反应　D. 骨髓抑制　E. 胃肠道反应

4. 青霉素类抗生素对铜绿假单胞菌有效的是:

A. 青霉素G　B. 羧苄青霉素　C. 双氯青霉素　D. 氨苄青霉素　E. 苯唑青霉素

5. 治疗青霉素引起的过敏性休克首选

A. 肾上腺素　B. 去甲肾上腺素　C. 氨茶碱　D. 地塞米松　E. 抗组胺药

6. 青霉素的抗菌机制是

A. 抑制菌体DNA合成　B. 抑制细菌RNA合成　C. 影响菌体蛋白质合成　D. 抑制细菌细胞壁合成　E. 影响菌体胞浆膜通透性

7. 为防止过敏性休克的发生,在使用青霉素前必须做到

A. 明确诊断　B. 肌注氯丙嗪　C. 备好肾上腺素　D. 备用氢化可的松　E. 做皮试

8. 治疗破伤风应选用

A. 青霉素G+TMP　B. 四环素+抗毒素　C. 青霉素G+抗毒素　D. 红霉素+TMP　E. 氨苄青霉素+TMP

9. 治疗扁桃体炎应首选

A. 庆大霉素　B. 青霉素G　C. 红霉素　D. 四环素　E. 羧苄青霉素

10. 青霉素G对下列哪种疾病无效

A. 伤寒　B. 猩红热　C. 蜂窝组织炎　D. 流脑　E. 大叶性肺炎

11. 头孢菌素类与青霉素类在下列叙述中哪一条是不相同的

A. 为繁殖期杀菌剂　B. 抗菌谱窄　C. 抑制菌体细胞壁合成　D. 都含有β-内酰胺环　E. 毒性小

12. 指出属于第四代头孢菌素的是

A. 头孢氨苄　B. 头孢孟多　C. 头孢三嗪　D. 头孢甲吡唑　E. 头孢噻肟

13. 下列关于红霉素的叙述哪项是错误的

A. 为广谱抗菌药　B. 速效抑菌药　C. 可用于对青霉素耐药的金葡菌感染　D. 抗菌效力不如青霉素　E. 易被胃酸破坏

14. 治疗金葡菌引起的骨髓炎疗效最好的是

A. 氯霉素 B. 红霉素 C. 氯林可霉素 D. 四环素 E. 林可霉素

15. 氨基甙类抗生素不包括

A. 大观霉素 B. 妥布霉素 C. 庆大霉素 D. 白霉素 E. 小诺霉素

16. 在碱性环境中使抗菌活性增强的抗生素是

A. 四环素 B. 强力霉素 C. 土霉素 D. 庆大霉素 E. 氯霉素

17. 氨基甙类抗生素中何药毒性最大

A. 新霉素 B. 链霉素 C. 庆大霉素 D. 妥布霉素 E. 丁胺卡那霉素

18. 下列哪项不属于四环素的抗菌范围

A. 真菌 B. 布氏杆菌 C. 衣原体 D. 立克次体 E. 支原体

19. 氯霉素最严重的不良反应是

A. 灰婴综合征 B. 抑制骨髓造血功能 C. 消化道反应 D. 二重感染 E. 过敏反应

20. 七岁以下儿童不宜用

A. 氨基甙类 B. 四环素类 C. 大环内酯类 D. 青霉素类 E. 头孢菌素类

21. 对恙虫病疗效较好的是

A. 氯霉素 B. 庆大霉素 C. 青霉素 D. 复达欣 E. 四环素

22. 在下列诸药中选一对阿米巴痢疾疗效较好的药物

A. 四环素 B. 强力霉素 C. 新霉素 D. 土霉素 E. 氯霉素

23. 对青霉素过敏的肠球菌性心内膜炎患者宜选

A. 红霉素 B. 螺旋霉素 C. 万古霉素 D. 磷霉素 E. 庆大霉素

24. 治疗流脑应首选

A. SD＋青霉素 B. 青霉素＋四环素 C. 青霉素＋氯霉素 D. 青霉素＋红霉素 E. 以上都不是

25. 竞争性对抗磺胺药作用的物质是

A. 谷氨酸 B. 二氢叶酸 C. PABA D. TMP E. 以上都不是

26. 蛋白结合率低，易透过血脑屏障的磺胺药是

A. SMZ B. SD C. SIZ D. SMD E. SDM

27. 适于治疗沙眼的药物是

A. SD B. SIZ C. SA D. SML E. 以上均否

28. TMP 的抗菌机制是

A. 影响蛋白质的合成 B. 损伤细菌胞浆膜 C. 影响 DNA 合成 D. 影响 RNA 合成 E. 抑制敏感菌二氢叶酸还原酶

29. 下列对链霉素的叙述错误的是

A. 对革兰氏阴性杆菌有较强作用 B. 对结核杆菌有杀灭作用 C. 对革兰氏阳性菌作用比青霉素强 D. 过量易损害第八对脑神经 E. 也可发生过敏性休克

30. 下列药物中毒性大，只能用作局部用药和肠道消毒剂的药物是

A. 链霉素 B. 氨苄青霉素 C. 卡那霉素 D. 新霉素 E. 庆大霉素

31. 下列药物中被称作广谱抗生素的是

A. 红霉素 B. 粘菌素 C. 链霉素 D. 氯霉素 E. 青霉素

32. 支原体肺炎宜选用

A. 青霉素 B. 庆大霉素 C. 氯霉素 D. 红霉素 E. 强力霉素

33. 下列疾病中使用氯霉素治疗效果最好的是

A. 流脑 B. 肠炎 C. 伤寒 D. 支原体肺炎 E. 布氏杆菌病

34. 对斑疹伤寒的治疗宜选用

A. 四环素 B. 氨苄青霉素 C. 青霉素 D. 红霉素 E. 洁霉素

35. 磺胺药的抗菌机制

A. 抑制细菌胞壁的合成 B. 影响菌体蛋白质的合成 C. 抑制二氢叶酸合成酶 D. 影响菌体胞浆膜的通透性 E. 抑制二氢叶酸还原酶

36. 预防和治疗厌氧菌感染的是

A. 呋喃唑酮 B. 吡哌酸 C. 甲硝唑 D. TMP E. 复方新诺明

37. 异烟肼长期服用易引起

A. 维生素 $B_1$ 缺乏 B. 维生素 $B_{12}$ 缺乏 C. 耳聋 D. 周围神经炎 E. 凝血障碍

38. 异烟肼在肝灭活的主要方式

A. 氧化 B. 还原 C. 分解 D. 与葡萄糖醛酸结合 E. 乙酰化

39. 下列抗结核病药中，属抗生素的是

A. 利福平 B. 异烟肼 C. PAS D. 乙胺丁醇 E. 以上皆否

40. 在细胞内外杀灭结核杆菌作用最强的是

A. 链霉素 B. PAS C. 卡那霉素 D. 异烟肼 E. 乙胺丁醇

41. 下列哪种抗结核病药穿透力最强

A. 异烟肼 B. 链霉素 C. 乙胺丁醇 D. PAS E. 吡嗪酰胺

42. 治疗麻风病宜选用何药最好

A. 利福平 B. 氨苯砜 C. 乙胺丁醇 D. 链霉素 E. 吡嗪酰胺

43. 金刚烷胺常用于治疗

A. 水痘 B. 麻疹 C. 预防亚洲甲型流感 D. 红眼病 E. 腮腺炎

44. 既有抗真菌作用又具有抗阴道滴虫的抗真菌药是

A. 灰黄霉素 B. 制霉菌素 C. 二性霉素 B D. 克霉唑 E. 益康唑

45. 不属于新喹诺酮类药物的是

A. 吡哌酸 B. 氟哌酸 C. 环丙沙星 D. 培氟沙星 E. 氟嗪酸

46. 通过抑制 DNA 回旋酶发挥作用的是

A. 复方新诺明 B. 复达新 C. 白霉素 D. 环丙沙星 E. 甲硝唑

47. 下列说法不正确的是

A. 青霉素抗菌机制是阻止细菌细胞壁的合成 B. 红霉素抑制菌体蛋白质合成 C. 头孢菌素抗菌原理与青霉素相同 D. 万古霉素阻止细菌胞壁合成 E. 磷霉素与红霉素相同

48. 阻止细菌细胞壁合成的抗生素不包括

A. 青霉素 B. 磷霉素 C. 大观霉素 D. 万古霉素 E. 头孢菌素

49. 不属于第三代喹诺酮类药物的是

A. 氟哌酸 B. 萘啶酸 C. 氟啶酸 D. 甲氧哌酸 E. 氟嗪酸

50. 下列说法不正确的是

A. 酮康唑为广谱抗真菌药 B. 酮康唑不宜与抗酸药、抗胆碱药同服，但可与西咪替丁同服 C. 克霉唑多局部用药 D. 益康唑不良反应略大于克霉唑 E. 以上抗真菌药均为咪唑类药作用机制是抑制真菌细胞膜麦角固醇的生物合成

51. 下列关于利巴韦林的说法不正确的是

A. 又名病毒唑 B. 为一广谱抗病毒药 C. 对流感病毒、副流感病毒有效 D. 对病毒性肝炎无效 E. 有致畸作用

52. 对DNA和RNA病毒都有效的不包括

A. 利巴韦林 B. 碘苷 C. 吗啉双胍 D. 病毒灵 E. 病毒唑

53. 下列关于甲硝唑的说法不正确的是

A. 甲硝唑已被作为预防和治疗厌氧菌感染的基本首选药 B. 除具有抗厌氧菌作用、抗阴道滴虫作用外尚有抗阿米巴原虫的作用 C. 作用机制是抑制敏感菌的DNA合成或使已合成的DNA变形、断裂而使细菌死亡 D. 仅有抑制作用无杀灭作用 E. 代谢产物和原形经肾排出，可使尿液呈红棕色

54. 下列属于口腔科局部常用药物的是

A. 樟脑酚 B. 干扰素 C. 红汞 D. 甲醛 E. 龙胆紫

55. 对灰黄霉素的说法不正确的是

A. 对已感染的角质层无效 B. 外用难以奏效，多采用口服 C. 对皮肤癣菌有效，对深部真菌无效 D. 服药时间只需一周 E. 对头癣最好

**二、多项选择题**

1. 阻止细菌细胞壁合成的抗生素有

A. 氨苄青霉素 B. 先锋必 C. 万古霉素 D. 红霉素 E. 磷霉素

2. 适用于铜绿假单胞菌感染的抗生素有

A. 庆大霉素 B. 羧苄青霉素 C. 头孢噻肟 D. 氨苄青霉素 E. 青霉素G

3. 抑制菌体蛋白质合成的抗生素有

A. 红霉素 B. 强力霉素 C. 大观霉素 D. 万古霉素 E. 磷霉素

4. 妨碍四环素在肠道内吸收的药物有

A. 氢氧化铝 B. 维生素C C. 硫酸亚铁 D. 稀盐酸 E. 碳酸氢钠

5. 下列联合用药不当的有

A. 青霉素＋红霉素 B. 磷霉素＋庆大霉素 C. 洁霉素＋红霉素 D. 妥布霉素＋羧苄青霉素 E. 丁胺卡那霉素＋庆大霉素

6. 易产生二重感染的药物

A. 青霉素 B. 四环素 C. 庆大霉素 D. 氯霉素 E. 大观霉素

7. 易产生耳毒的药物有

A. 四环素 B. 卡那霉素 C. 氯霉素 D. 万古霉素 E. 青霉素

8. 四环素的不良反应包括

A. 二重感染 B. 消化道反应 C. 肝损害 D. 维生素缺乏 E. 过敏性皮炎

9. 不属于氨基甙类抗生素的是

A. 庆大霉素 B. 大观霉素 C. 小诺霉素 D. 磷霉素 E. 万古霉素

10. 呋喃类药物的特点

A. 抗菌谱广 B. 细菌对其不易耐药 C. 对变形杆菌无效 D. 对链球菌有效 E. 抗菌机制是抑制乙酰辅酶A

11. 下列关于甲硝唑的说法正确的是

A. 易入组织和体液中 B. 代谢产物和原型经肾排泄，可使尿液呈红棕色 C. 对厌氧菌有杀灭作用 D. 用药后口有金属味 E. 用药期间忌酒

12. 长期大量用异烟肼可能出现

A. 外周神经炎 B. 肝毒性 C. 头痛 D. 药热皮疹 E. 诱发惊厥

13. 灰黄霉素的抗真菌特点

A. 对已感染的角质层无效 B. 外用难奏效，多采用口服给药 C. 对皮肤癣菌有效，对深部真菌无效 D. 服药时间只需一周 E. 对头癣最好

14. 能抑制叶酸类代谢的药物有

A. 四环素 B. 链霉素 C. 磺胺药 D. TMP E. 乙胺嘧啶

15. TMP 与 SMZ 配伍应用的理由是

A. 使 SMZ 的血浆蛋白结合率降低 B. 延缓了 SMZ 的排泄 C. 对叶酸类代谢途径发生双重阻断作用 D. 半衰期相近 E. 降低了 SMZ 的乙酰化率

16. 预防磺胺药产生肾毒性的常用措施

A. 碱化尿液 B. 多饮水 C. 长期用药时定期尿检 D. 与利尿药合用 E. 老年、肾功不良者慎用或禁用

17. 磺胺药过敏反应的表现可有

A. 药热 B. 皮疹 C. 固定药疹 D. 剥脱性皮炎 E. 多形性红斑

18. 下列抗菌药作用机制正确的有

A. TMP 竞争二氢叶酸合成酶的活性，从而干扰二氢叶酸的合成 B. 红霉素抑制菌体蛋白质合成 C. 氨基甙类抑制菌体核酸的合成 D. 利福平抑制菌体核酸的合成 E. 氟哌酸抑制细菌 DNA 回旋酶

19. 可用于革兰氏阳性菌感染的药物有：

A. 青霉素G B. 头孢菌素 C. 四环素 D. 林可霉素 E. 半合成青霉素

20. 对芽胞有效的药物有

A. 乙醇 B. 甲醛 C. 石炭酸 D. 过氧乙酸 E. 碘

21. 青霉素与哪些药合用可降低其抗菌效果

A. 庆大霉素 B. 磺胺药 C. 强力霉素 D. 丁胺卡那霉素 E. 红霉素

22. 下列何药属静止期杀菌剂

A. 链霉素 B. 头孢菌素 C. 红霉素 D. 庆大霉素 E. 四环素

23. 煤酚皂用于环境消毒浓度为

A. 5% B. 2% C. 3% D. 10% E. 50%

24. 口腔科局部用药碘甘油的组成是

A. 碘片 B. 碘化钾 C. 碘化锌 D. 甘油 E. 蒸馏水

25. 属于第三代喹诺酮类药物的有

A. 氟哌酸 B. 吡哌酸 C. 萘啶酸 D. 氟啶酸 E. 氟嗪酸

26. 下列说法正确的有

A. 口腔科局部抗微生物药作用机制与消毒防腐药基本相同 B. 樟脑酚简称 PC C. 碘甘油具有防腐、消炎、收敛等作用 D. 芒硝可作为充填覆盖剂 E. 芒硝也可用于牙髓炎治疗

27. 属于咪唑类抗真菌药的有

A. 灰黄霉素 B. 克霉唑 C. 咪康唑 D. 酮康唑 E. 益康唑

28. 对 DNA 病毒有效的抗病毒药有哪些

A. 核苷酸类抗病毒药阿昔洛韦 B. 利巴韦林 C. 吗啉双胍 D. 碘脱氧尿苷疱疹净 E. 阿糖腺苷

**三、判断题**

1. 青霉素的钠盐、钾盐水溶液性质均不稳定，故应临用时配制

2. 一般感染每天肌注青霉素两次即可，因青霉素的血浆半衰期约 12 小时。

3. 对青霉素产生抗药性的金葡菌感染可用羧苄青霉素或氨苄青霉素。

4. 头孢菌素类抗菌谱较青霉素类较广，除对球菌、$G^+$杆菌、螺旋体有较强作用外，对部分$G^-$杆菌也有效。

5. 红霉素的抗菌谱与青霉素相似，且不易发生过敏反应，治疗$G^+$菌感染可作为首选药。

6. 不能用青霉素治疗的$G^+$球菌感染病人，可选用红霉素。

7. 新霉素的抗菌谱与庆大霉素相似，可用于$G^+$球菌和$G^-$杆菌引起的各种感染。

8. 青霉素为强效杀菌剂，对生长旺盛的繁殖期细菌作用强，对静止期细菌作用也强。

9. 青霉素结构中的β-内酰胺环是它抗菌作用的关键，青霉素酶可破坏此环使其抗菌作用丧失。

10. 庆大霉素治疗尿路感染时，配伍碱性药物可提高疗效。

11. 四环素与硫酸亚铁同时口服可使二者的治疗作用都减弱。

12. 因氯霉素是广谱抗菌药，故对各种细菌都有效。

13. 林可霉素特别适用于各种$G^+$菌及$G^-$菌引起的软组织和骨髓感染。

14. 只有早产儿和新生儿应用氯霉素过量，才出现灰婴综合征。

15. 磺胺药抑制二氢叶酸还原酶，TMP 竞争抑制二氢叶酸合成酶，二者合用对叶酸类代谢产生双重阻断作用，故可提高疗效。

16. SD、TMP、SD-Ag 均属于磺胺类药物。

17. 细菌对呋喃类药物产生抗药性后，不能再用其他抗菌药。

18. 硝基呋喃类药物抗菌谱广，对变形杆菌及铜绿假单胞菌等皆有效。

19. 硝基呋喃类药物抗菌作用机制是通过抑制敏感菌的乙酰辅酶 A 而干扰了糖代谢。

20. 磺胺嘧啶和甲氧苄啶均属于磺胺类药物，故两者配伍应用抗菌作用增强。

21. 磺胺药的过敏反应，多见皮疹和药热，严重者可发生剥脱性皮炎。

22. 新生儿尤其是早产儿不宜用磺胺类药物的原因是易引起新生儿黄疸或致死性核黄疸。

23. 凡用磺胺药均需同服等量碳酸氢钠，以防止发生肾损害。

24. 烧伤创面继发铜绿假单胞菌感染可选用甲磺灭脓或SD-Ag。

25. 甲硝唑抑制醇的代谢，故用药期间应戒酒和禁饮含醇饮料。

26. 新喹诺酮类耐药性较少，但与其他抗生素之间有交叉耐药性。

27. 喹诺酮类抗菌机制是抑制敏感菌的DNA回旋酶，干扰细菌的DNA合成而实现的。

28. 心瓣膜炎和化脓性眼部炎症可选用培氟沙星。

29. 抗酸药和 $H_2$ 受体阻断药影响氟哌酸吸收，故禁止合用。

30. 结核分枝杆菌对利福平耐药后，可改用利福定治疗。

31. 异烟肼为各型结核病的首选药。

32. 为延缓利福平、异烟肼抗药性的形成，可合用乙胺丁醇。

33. 对青霉素过敏的病人不可用灰黄霉素。

34. 应用酮康唑时，宜同服抗酸药。

35. 红汞忌与碘酊合用，否则产生碘化高汞而腐蚀皮肤。

**四、填空题**

1. 青霉素类与细菌胞浆膜______结合，使______受抑制，从而阻止粘肽的形成和联结，造成______缺损，失去屏障作用而死亡。

2. β-内酰胺类抗生素主要包括______类和______类。

3. 在青霉素的不良反应中，局部表现主要是______，全身表现主要是______。

4. 治疗泌尿系感染，为增加药物的抗菌效果，应用庆大霉素宜______化尿液，应用四环素宜______尿液。

5. 氯霉素在脑脊液中的浓度较______，是一个______谱抗菌剂，对______有特效。

6. 粘菌素为______谱抗生素，对______有强大杀灭作用，主要毒性反应是______。

7. 斑疹伤寒首选____，血液透析患者发现葡萄球菌所致动、静脉分流感染首选____。

8. 磺胺药可抑制细菌的______，TMP则抑制细菌的______，两者合用使细菌叶酸类代谢遭到______作用，故抗菌作用增强。

9. 硝基呋喃类药物为合成抗菌药，基本结构为______，常用药物有______和______。

10. 呋喃妥因口服吸收____，在____中浓度低，在____中浓度高，适用于____感染。

11. 硝基呋喃类药物对____、____、____、____、____较敏感，但对____及____无效。

12. 甲硝唑和华法林合用，可______后者的作用。

13. 硝唑类抗菌药除有甲硝唑外，尚有______和______。

14. 喹诺酮类药物可分为三代，第一代喹诺酮类以______为代表，第二代以______为代表，第三代以______为代表。

15. 咪唑类抗真菌药作用机制是抑制真菌细胞膜__________的生物合成，常用药有______、______、______等。

16. 口腔科局部抗微生物药作用机制是通过理化因素使蛋白质______、______、______或______的活性等原生质毒作用以及改变______等方式而发挥作用。

17. 新洁尔灭表面活性剂虽抗菌谱广、疗效快、刺激性小，但与______有拮抗作用。

18. 高热病人降温用______浓度的乙醇，长期卧床病人为防止褥疮的发生用______

浓度的乙醇涂擦皮肤。

19. 度灭芬又称______，片剂含化用于______、______。

20. 阿昔洛韦的作用机制是进入被敏感病毒感染的细胞内，合成的______，选择性地抑制病毒______的复制。

**五、问答题**

1. 青霉素的抗菌原理如何？
2. 常用氨基甙类抗生素有哪些，它们的共性是什么？
3. 复方新诺明的组成及抗菌理论依据是什么？
4. 青霉素最严重的不良反应是什么，怎样防治？
5. 头孢菌素类与青霉素相比有何特点？
6. 四环素有哪些不良反应，如何防治？
7. 试述甲硝唑的抗菌作用。
8. 简述喹诺酮类抗菌药的抗菌作用。

## 答　　案

**【释疑】**

1. 几乎各种细菌在接触β-内酰胺类抗生素后都能产生β-内酰胺酶。各种各样的β-内酰胺酶可根据其特点进行分类，其中人们广泛采用的分类系统是由 Richomond 和 Sykes 提出的。它根据革兰氏阴性菌的酶类可再分为五类：Ⅰ类主要是头孢菌素酶类；Ⅱ类为青霉素酶类；Ⅲ类对头孢菌素和青霉素类都有灭活作用，对邻氯青霉素敏感；Ⅳ类同Ⅲ类，但对邻氯青霉素不敏感；Ⅴ类是比Ⅱ类酶谱更广的青霉素类。Richomond 和 Sykes 分类的酶类基于质粒和染色体因子。将β-内酰胺酶分成质粒编码的和染色体编码的β-内酰胺酶两类。质粒编码的β-内酰胺酶通常都是青霉素酶，这些酶对新的头孢菌素类、青霉烯类（penems）、碳青霉烯类或单环β-内酰胺类抗生素没有作用，大多数β-内酰胺酶是由染色体基因编码的，都具有种属或亚种（sub-species）特异性，某些种属是可诱导的，并且不能迅速水解大多数第三代头孢菌和上述新的β-内酰胺类抗生素。

最近，通过对β-内酰胺酶类分子水平的研究，根据同源氨基酸顺序、大小和底物外形分为 A、B、C 三类。

质粒介导的β-内酰胺酶的分类有几种方法，最广泛的分类最初由 Matthew 等提出的等电聚焦分类法。根据 pH 值大约分为 25 种不同的β-内酰胺酶。革兰氏阳性菌质粒介导的β-内酰胺酶是固有酶，而葡萄球菌质粒介导的β-内酰胺酶是诱导酶。革兰氏阳性菌的β-内酰胺酶在作用方式上不同于革兰氏阴性菌。前者把胞内β-内酰胺酶释放到培养基中，在胞外水解β-内酰胺抗生素。一旦体外β-内酰胺浓度小于 MIC，则细菌重新生长，获得耐药性。相反，后者β-内酰胺酶几乎都在胞质中，β-内酰胺抗生素必须渗入胞内，所以耐药程度取决于β-内酰胺抗生素对青霉素结合蛋白或β-内酰胺酶的亲和力，也取决于胞内β-内酰胺酶量和药物渗透细胞外膜的能力。

β-内酰胺酶水解β-内酰胺环是β-内酰胺抗生素耐药性的重要机制，人们正致力于开发耐β-内酰酶的新一代β-内酰胺类。最近人们认为另一耐药机制上升，主要是由于 PBP 亲和力下降。

2. β-内酰胺抗生素（如青霉素类和头孢菌素类等）可以专一性与细菌细胞膜上的靶位点结合，干扰细胞壁肽聚糖合成而导致细菌死亡。由于靶位点能与同位素标记的青霉素 G 进行共价结合，因此将这些靶位点称之为青霉素结合蛋白（penicillia bending proteins，PBP）。它位于微生物细胞膜，是能与β-内酰胺类抗生素结合的蛋白质。有些 PBP 是参与细胞壁生物合成的对青霉素敏感的酶，如转肽酶、羧肽酶、内肽酶等等。

β-内酰胺抗生素首先与细胞膜上的 PBP 结合，这些 PBP 具有酶活性，参与细菌细胞壁肽聚糖的合成。肽聚糖主要负责维持细菌细胞壁的完整性，生长在低渗环境中的细菌如该结构破坏会导致细胞死亡。β-内酰胺抗生素与 PBP 结合干扰了 PBP 的正常酶功能，影响细菌正常形态、伸长及分裂增殖，使细菌形成渗透压稳定的球形体，最后溶解死亡。

PBP 的数目、分子大小以及与β-内酰胺类抗生素的结合量等因细菌菌种而异。但分类学上相近的细菌，其 PBP 类型及生理功能则相近似，其中对大肠杆菌的 PBP 研究最为深入。大肠杆菌有 7 种 PBP，其中 $PBP_{1a}$和 $PBP_{1b}$与细菌的伸长有关，$PBP_2$ 与细菌的形态有关，$PBP_3$ 与细菌的分裂有关。头孢噻吩与 $PBP_{1a、1b}$有高度亲和力，可使细菌生长繁殖和伸长受抑制，并溶解死亡。6-APA 等与 $PBP_2$ 结合，使细菌变成对渗透压稳定的大圆形细胞，此种球形细胞可继续生长几代后溶解。大多数青霉素或头孢菌素类抗生素能与 $PBP_3$ 结合，细菌的分裂受阻。

细菌通过改变 PBP 的结构和功能，使其对β-内酰胺抗生素的亲和力降低，或改变其数量，而产生耐药性。更详细地研究β-内酰胺抗生素与不同细菌具体的 PBP 相互作用的特性是完全了解耐药机制的必要条件，也是寻找治疗耐药性微生物有效的新的天然或已知β-内酰胺抗生素结构改造的理想前提。

3. DNA 回旋酶（DNA gyrase）

喹诺酮类抗菌作用机制是通过抑制细菌的 DNA 回旋酶而抑制 DNA 合成。在 DNA 复制或转录过程中，DNA 双股螺旋会出现正超螺旋，回旋酶使双股 DNA 断开，让一段双股 DNA 穿过断口，并再封闭断口，形成负超螺旋。喹诺酮类药物抑制回旋酶的断裂与再连接功能，使 DNA 复制受阻，导致 DNA 降解及细菌死亡。

DNA 回旋酶属拓扑酶Ⅱ。拓扑异构酶分为 3 型。DNA 回旋酶是一个 4 叠体，由 2 个 A 亚单位和 2 个 B 亚单位组成。此酶是 1976 年由 Geller 等人发现的。提纯的 DNA 回旋酶能催化 DNA 逆向超螺旋；使共价结合的环状 DNA 每一条链象链环样交锁或去交锁；以及 DNA 双螺旋分子内联结形成或去除联结。

4. 咪唑类抗真菌剂抗菌原理是抑制菌体麦角固醇生物合成中的 14-α 脱甲基酶，抑制麦角固醇的生物合成，并使 14-α 甲基固醇蓄积，这些甲基固醇可打开磷酯链上封闭的酰基，损伤某些膜结合酶系的功能，抑制真菌的生长。

**【习题】**

**一、单项选择题**

1. D　2. A　3. C　4. B　5. A　6. D　7. E　8. C　9. B　10. A　11. B　12. D　13. A　14. C　15. D　16. D　17. A　18. A　19. B　20. B　21. E　22. D　23. C　24. A　25. C　26. B　27. C　28. E　29. C　30. D　31. D　32. E　33. C　34. A　35. C　36. C　37. D　38. E　39. A　40. D　41. A　42. B　43. C　44. B　45. A　46. D　47. E　48. C　49. B　50. B　51. D　52. B　53. D　54. A　55. D

## 二、多项选择题

1. ABCE 2. ABC 3. ABC 4. ACE 5. ACE 6. BD 7. BD 8. ABCDE 9. DE 10. ABCDE 11. ABCDE 12. ABCDE 13. ABCE 14. CDE 15. CD 16. ABCE 17. ABCDE 18. BDE 19. ABCDE 20. BDE 21. CE 22. AD 23. AD 24. ABDE 25. ADE 26. ABCDE 27. BCDE 28. ABCDE

## 三、判断题

1. ✓ 2. × 3. × 4. ✓ 5. × 6. ✓ 7. × 8. × 9. ✓ 10. ✓ 11. ✓ 12. × 13. × 14. × 15. × 16. × 17. × 18. × 19. ✓ 20. × 21. ✓ 22. ✓ 23. × 24. ✓ 25. ✓ 26. × 27. × 28. ✓ 29. × 30. × 31. ✓ 32. ✓ 33. ✓ 34. × 35. ✓

## 四、填空题

1. PBP　转肽酶　细胞壁

2. 青霉素　头孢菌素

3. 疼痛　过敏反应

4. 碱　酸

5. 高　广　伤寒副伤寒

6. 窄　革兰氏阴性杆菌　肾损害

7. 四环素　万古霉素

8. 二氢叶酸合成酶　二氢叶酸还原酶　双重阻断

9. 硝基呋喃核　呋喃胆啶　呋喃唑酮

10. 快　血　尿　泌尿系

11. 大肠埃希菌　痢疾志贺菌　肺炎嗜血杆菌　葡萄球菌　链球菌　变形菌　铜绿假单胞菌

12. 增强

13. 替硝唑　奥硝唑

14. 萘啶酸　吡哌酸　氟哌酸

15. 麦角固醇　克霉唑　咪康唑　酮康唑　益康唑

16. 变性　沉淀　凝固　改变酶　微生物生活环境

17. 阴离子表面活性剂

18. 20%～30%　50%

19. 消毒宁　扁桃体炎　咽喉炎

20. 三磷酸无环鸟苷　DNA

## 五、问答题

1. 青霉素与敏感菌胞浆膜青霉素结合蛋白结合，抑制转肽酶的活性，阻止粘肽的形成和联结，以致细胞壁缺损，水分内渗，菌体膨胀、裂解死亡。

2. 有庆大霉素、卡那霉素、丁胺卡那霉素、妥布霉素、大观霉素、小诺霉素、新霉素。它们的共性是：①抗菌机制是影响细菌蛋白质合成，属静止期杀菌剂，对$G^-$菌作用强，碱性环境中抗菌作用增强，各药间有部分或完全交叉抗药性。②体内过程相似，胃肠道难吸收，分布细胞外液，不易透过血脑屏障，大部分原形由肾排出。③不良反应：第八对颅神经的损害；肾毒性；神经肌肉接头的阻断作用。

3. 由SMZ与TMP组成。SMZ抑制二氢叶酸合成酶，TMP抑制二氢叶酸还原酶，二者合用使细菌的叶酸类代谢遭双重阻断作用，并延缓抗药性的形成，抗菌作用增强。另外，两者半衰期相近，故多制成复方制剂。

4. 最严重的不良反应是过敏性休克。有呼吸、循环衰竭，中枢缺氧症状，危及生命。因此使用时，应积极预防其发生，防治措施有：①询问用药史，有青霉素过敏史者禁用。②凡初次用药或停药三天以上者，用前作皮试，皮试阳性者禁用。③避免中途更换剂型和批号，否则应作皮试，同时避免与其它药液混合注射。④一旦发生过敏性休克，立即就地抢救，首选0.1%肾上腺素0.5～1.0ml皮下或肌注，并做好相应对症处理。

5. 广谱、耐酸、耐酶、毒性小的特点。

6. ①局部刺激，口服有消化道症状，肌注有红肿、硬结甚至坏死，不宜肌注。静滴引起静脉炎。②二重感染和维生素缺乏症，长期使用四环素类由于敏感菌被抑制，不敏感菌株乘机生长繁殖，破坏了菌群共生的平衡状态，形成了新的感染，称为“二重感染”。一旦发生应立即停药，并选用相应有效的抗生素。还由于肠道菌群受抑制，制造VitB、VitK减少，以致引起缺乏，应适当补充。③对骨骼和牙齿的影响，影响牙齿发育和骨骼生长。故孕妇、乳妇及七岁以下儿童禁用。④肝损害和其他反应。长期大剂量静滴可严重损害肝功能，引起脂肪浸润。肝肾功能不全者禁用。少数人可有过敏反应。

7. ①抗厌氧菌作用，对所有厌氧球菌革兰氏阴性厌氧杆菌和革兰氏阳性厌氧芽胞杆菌均有明显的杀灭作用。已被作为预防和治疗厌氧菌感染的基本首选药。②抗阴道滴虫和阿米巴原虫作用。作用机制是抑制敏感菌的DNA合成或使已合成的DNA变形、断裂而使细菌死亡。还可抑制阿米巴原虫的氧化还原反应，使原虫氮链断裂。

8. 喹诺酮类抗菌谱广，随代的进展，不仅对革兰氏阴性杆菌有作用、对革兰氏阳性菌也有抑制或杀灭作用。抗菌机制是抑制敏感菌细胞的DNA回旋酶，干扰细菌DNA合成而引起细菌死亡。新喹诺酮类耐药性较少，且与其它抗生素之间交叉耐药性少。

（李玉华　孙洪）

# 第二十五章　抗寄生虫病药

## 目 标 要 求

1. 社区医学专业　说出抗疟药的分类；解释氯喹、伯氨喹、乙胺嘧啶的作用、用途及不良反应；说出奎宁、青蒿素的作用特点及抗疟药的联合应用原则。解释甲硝唑的作用、用途及不良反应；描述氯喹、卤化喹啉类抗阿米巴病的特点及应用。描述吡喹酮的作用、用途及不良反应。简述阿苯达唑、哌嗪、左旋咪唑、噻嘧啶的作用、用途及不良反应；说出氯硝柳胺、槟榔、南瓜子的作用及应用。

2. 妇幼卫生专业　同“社区医学”。

3. 药剂专业　阐述氯喹、伯氨喹、乙胺嘧啶的作用、用途及不良反应。详述甲硝唑的作用、用途及不良反应。简述氯喹、卤化喹啉类抗阿米巴病的特点及应用。简述吡喹酮、乙胺嗪、阿苯达唑、哌唑、甲苯咪唑、噻嘧啶、氯硝柳胺、槟榔和南瓜子的作用、用途和不良反应。

## 习　题

### 一、单项选择题

1. 控制疟疾症状的首选用药是

A. 奎宁 B. 氯喹 C. 伯氨喹 D. 乙胺嘧啶 E. 卡巴胂

2. 既有抗疟作用，又可治疗自身免疫性疾病的药物有

A. 伯氨喹 B. 奎宁 C. 青蒿素 D. 氯喹 E. 乙胺嘧啶加周效磺胺

3. 主要用于病因性预防的抗疟药是

A. 乙胺嘧啶 B. 伯氨喹 C. 氯喹 D. 青蒿素 E. TMP

4. 使用伯氨喹易发生急性溶血性贫血见于

A. 先天缺乏 $G_6PO$ 者 B. 所有过敏体质者 C. 新生儿 D. 早产儿 E. 原因不明

5. 可控制疟疾复发，又能阻止传播的药物是

A. 氯喹 B. 伯氨喹 C. 乙胺嘧啶 D. 青蒿素 E. 奎宁

6. 既可作疟疾的病因性预防，又可阻止传播的药物是：

A. 氯喹 B. 伯氨喹 C. 乙胺嘧啶 D. 青蒿素 E. 奎宁

7. 对急性阿米巴痢疾效果最好的药物是

A. 喹碘仿 B. 卡巴胂 C. 氯喹 D. 甲硝唑 E. 巴龙霉素

8. 对肠内外阿米巴病均有较好疗效的是

A. 甲硝唑 B. 氯喹 C. 卡巴胂 D. 巴龙霉素 E. 双碘喹啉

9. 既有抗疟作用，又可治疗阿米巴肝脓肿的药物是

A. 氯喹 B. 甲硝唑 C. 乙胺嘧啶 D. 伯氨喹 E. 卡巴胂

10. 只做外用杀灭阴道滴虫的药是

A. 吡喹酮 B. 乙酰胂胺 C. 甲硝唑 D. 巴龙霉素 E. 哌嗪

11. 目前治疗血吸虫病疗效高、毒性小的药物是

A. 酒石酸锑钾 B. 酒石酸锑钠 C. 吡喹酮 D. 硝硫氰胺 E. 呋喃丙胺

12. 吡喹酮抗血吸虫病的机制可能是

A. 促进 $Na^+$ 内流 B. 阻滞 $Na^+$ 内流 C. 促进 $Ca^{2+}$ 内流 D. 阻止 $Ca^{2+}$ 内流 E. 抑制虫体蛋白质合成

13. 对黑热病疗效好、不良反应少的药物是

A. 喷他脒 B. 葡萄糖酸锑钠 C. 红霉素 D. 氯喹 E. 巴龙霉素

14. 目前治疗丝虫病首选的药物是

A. 左旋咪唑 B. 卡巴胂 C. 吡喹酮 D. 乙胺嗪 E. 呋喃丙胺

15. 对各种血吸虫病有效，又可抗绦虫的药物是

A. 呋喃丙胺 B. 硝硫氰胺 C. 吡喹酮 D. 氯硝柳胺 E. 甲苯咪唑

16. 对免疫反应有增强作用的驱肠虫药是

A. 哌嗪 B. 噻嘧啶 C. 氯喹 D. 左旋咪唑 E. 阿苯咪唑

17. 哌嗪可引起蛔虫虫体

A. 痉挛 B. 先痉挛后麻痹 C. 麻痹 D. 组织损伤 E. 头节脱落

18. 阿苯达唑的驱虫作用原理是

A. 抑制虫体对葡萄糖的摄取、阻碍ATP产生 B. 阻断虫体神经、肌肉接头的胆碱受体 C. 干扰虫体肌细胞内线粒体的功能 D. 抑制虫体内胆碱酯酶的活性 E. 直接麻痹虫体

19. 下列何药对绦虫无效

A. 吡喹酮 B. 哌嗪 C. 阿苯达唑 D. 氯硝柳胺 E. 槟榔加南瓜子

20. 抗疟作用原理与TMP相似的药物是

A. 氯喹 B. 奎宁 C. 乙胺嘧啶 D. 青蒿素 E. 伯氨喹

**二、多项选择题**

1. 耐氯喹的疟原虫感染可选用

A. 乙胺嘧啶 B. 伯氨喹 C. 甲硝唑 D. 青蒿素 E. 奎宁

2. 伯氨喹可作用于疟原虫的

A. 迟发型红外期 B. 速发型红外期 C. 红细胞内期 D. 配子体 E. 线粒体

3. 氯喹抗疟作用持久的原因是

A. 吸收缓慢 B. 代谢缓慢 C. 排泄缓慢 D. 代谢产物仍有抗疟作用 E. 肝肠循环

4. 乙胺嘧啶作用于

A. 速发型红外期 B. 迟发型红外期 C. 配子体 D. 红外期未成熟裂殖体 E. 红内期已成熟裂殖体

5. 氯喹可用于

A. 控制疟疾症状 B. 治疗阿米巴痢疾 C. 预防疟疾发作 D. 类风湿关节炎 E. 治疗阿米巴性肝脓肿

6. 甲硝唑可用于治疗

A. 急慢性阿米巴痢疾 B. 阿米巴性肝脓肿 C. 阴道滴虫 D. 链球菌感染 E. 厌氧菌感染

7. 左旋咪唑的临床用途有

A. 驱蛔虫 B. 驱蛲虫 C. 驱钩虫 D. 抑制免疫反应 E. 增强免疫反应

8. 服用甲硝唑常见的不良反应有：

A. 食欲减退、恶心、腹泻 B. 口腔金属味 C. 可引起过敏反应 D. 大量长期用可致癌、致畸作用 E. 可并发心血管反应

9. 阿苯达唑可用于下列感染

A. 蛔虫 B. 蛲虫 C. 钩虫 D. 旋毛虫病 E. 各型囊虫病

10. 对绦虫病有效的药物有

A. 甲苯咪唑 B. 吡喹酮 C. 噻嘧啶 D. 阿苯达唑 E. 氯硝柳胺

11. 具有广谱驱虫作用的药物有

A. 乙胺嗪 B. 阿苯达唑 C. 甲苯咪唑 D. 左旋咪唑 E. 哌嗪

12. 甲硝唑的给药途径有

A. 口服　B. 局部用药　C. 静脉滴注　D. 肌内注射　E. 静脉快速推注

**三、判断题**

1. 大剂量氯喹对自身免疫性疾病有一定疗效。

2. 由于奎宁与氯喹之间无交叉耐药性，故可用于耐氯喹的恶性疟和脑型疟的治疗。

3. 乙胺嘧啶对速发性红外期和配子体均有杀灭作用，故也能用于抗传播。

4. 甲硝唑是治疗阿米巴病、阴道滴虫病及厌氧菌感染的首选用药。

5. 氯喹可控制疟疾症状，也可间接阻止良性疟的传播。

6. 常用的抗阿米巴原虫的药物主要是通过杀灭大小滋养体及色囊而产生疗效。

7. 氯喹与伯氨喹合用可控制疟状，又可根治良性疟。

8. 治疗脑型疟不能口服用药时，可选用奎宁注射液静脉推注。

9. 巴龙霉素对急慢性阿米巴痢疾均有效。

10. 酒石酸锑钾和吡喹酮是目前治疗血吸虫病的主要药物。

**四、填空题**

1. 用于控制疟疾症状的首选用药是______，其特点是______、______、______。作用机制是______，主要杀灭______疟原虫。

2. 对氯喹产生耐药的恶性疟和脑型疟可选择______、或联用______、______和______。

3. 主要用于病因性预防的抗疟药是______，其作用是抑制______疟原虫；控制复发和传播的抗疟药是______，主要对______和______有较强的杀灭作用。

4. 抗肠内阿米巴病的药物有________、________和________；抗肠外阿米巴病的药物是________；对肠内和肠外的阿米巴病都有疗效的药物是________。

5. 长期大剂量应用乙胺嘧啶可干扰______代谢，偶致______，可用______治疗。

6. 服用甲硝唑期间应注意______，因能抑制______代谢，导致______中毒。

7. 对各种类型的血吸虫均有杀灭作用的药物是______，其具有______、______、______、______的优点。

8. 对多种肠虫病有效的药物称______驱肠虫药。常用的药物有______、______、______还有______等。

9. 少数特异质者服用伯氨喹时可发生________和________，是由于这些病人体内先天缺乏________酶。

10. 对丝虫病有效的药物有________和________，其中首选药物是________。

**五、问答题**

1. 服用乙胺嘧啶为什么1～2周给药一次就可起到病因性预防作用？

2. 对肠内外阿米巴病如何选药才能达到根治目的？

## 答　　案

**【习题】**

**一、单项选择题**

1. B　2. C　3. A　4. A　5. B　6. C　7. D　8. A　9. A　10. B　11. C　12. C　13. B

14. D　15. C　16. D　17. C　18. A　19. B　20. C

**二、多项选择题**

1. DE　2. ADE　3. BCD　4. AD　5. ADE　6. ABCE　7. ACE　8. ABD　9. ABCDE　10. ABDE　11. BCD　12. ABC

**三、判断题**

1. ✓　2. ✓　3. ✗　4. ✓　5. ✓　6. ✗　7. ✓　8. ✗　9. ✗　10. ✗

**四、填空题**

1. 氯喹　作用快　效力强　作用持久　抑制DNA的复制和转录　红内期
2. 青蒿素　乙胺嘧啶　TMP　磺胺类
3. 乙胺嘧啶　速发型红外期　伯氨喹　迟发型红外期　配子体
4. 卤化喹啉类　卡巴胂　巴龙霉素　氯喹　甲硝唑
5. 叶酸　巨幼红细胞性贫血　甲酰四氢叶酸钙
6. 戒酒　乙醇　乙醛
7. 吡喹酮　高效　低毒　疗程短　可口服
8. 广谱　阿苯达唑　甲苯咪唑　噻嘧啶　左旋咪唑
9. 急性溶血性贫血　高铁血红蛋白症　葡萄糖-6-磷酸脱氢酶
10. 乙胺嗪　左旋咪唑　乙胺嗪

**五、问答题**

1. 根据疟原虫的生活史，间日疟原虫在红细胞前期发育时间为8天，三日疟原虫为11天，恶性疟原虫为6天，加之此药排泄缓慢，作用持久，一次用药其预防作用可维持一周以上。所以，1～2周服药1次，就可以保证任何时候出现的红细胞前期都在此药的控制之下。

2. 对急性阿米巴痢疾首选甲硝唑，迅速杀灭肠内及肠壁的大小滋养体，尽快控制临床症状，由于其在结肠内的浓度较低，为达根治需与肠道浓度高的卤化喹啉类或卡巴胂合用，以肃清肠内小滋养体，提高根治率。对肠外阿米巴病首选甲硝唑或选用口服吸收完全，在肝内浓度极高的氯喹，疗程结束后加入卤化喹啉类，肃清肠内阿米巴滋养体，以达根治。

（石光梅　林莎）

# 第二十六章　抗恶性肿瘤药

## 目标要求

1. 社区医学专业　说出细胞增殖周期与肿瘤治疗的关系；解释常用抗肿瘤药物的作用，用途和不良反应；以辨证观点认识恶性肿瘤的预防和治疗。

2. 妇幼卫生专业　用“社区医学”。

3. 药剂专业　简述抗恶性肿瘤药的分类及各类药物的作用原理，常用抗恶性肿瘤药的用途和主要不良反应。

4. 医学影像诊断专业　简述抗恶性肿瘤药的分类及各类药物的作用、应用、不良反应。

5. 口腔医学专业　简述抗恶性肿瘤药的作用和分类，常用抗恶性肿瘤药的用途、不良反应。

## 释　疑

1. 肿瘤化疗存在的问题有哪些？

2. 肿瘤化疗的进展和动向。

3. 化学性膀胱炎。

4. 细胞增殖动力学与抗肿瘤药的作用和应用的关系。

## 习　题

**一、单项选择题**

1. 抗代谢药治疗恶性肿瘤主要作用于

A. $G_1$ 期细胞　B. $G_2$ 期细胞　C. S 期细胞　D. M 期细胞　E. $G_0$ 期细胞

2. 易引起化学性膀胱炎的抗恶性肿瘤药

A. 环磷酰胺　B. 长春新碱　C. 甲氨蝶呤　D. 氟尿嘧啶　E. 阿糖胞苷

3. 通过抑制二氢叶酸还原酶而抗恶性肿瘤的药物是

A. 环磷酰胺　B. 甲氨蝶呤　C. 氟尿嘧啶　D. 巯嘌呤　E. 塞替派

4. 孕妇应禁用或慎用

A. 甲氨蝶呤　B. 氟尿嘧啶　C. 白消安　D. 巯嘌呤　E. 以上皆是

5. 甲氨蝶呤的较佳适用症是

A. 慢性白血病　B. 恶性淋巴瘤　C. 多发性骨髓瘤　D. 急性白血病　E. 以上皆否

6. 对胃癌疗效较好的抗肿瘤药是

A. 氟尿嘧啶　B. 环磷酰胺　C. 长春新碱　D. 博来霉素　E. 白消安

7. 下列哪个药物属周期非特异性药

A. 巯嘌呤　B. 氟尿嘧啶　C. 甲氨蝶呤　D. 阿糖胞苷　E. 顺铂

8. 用药前应做皮试的抗肿瘤药是

A. 环磷酰胺　B. 博来霉素　C. 顺铂　D. 阿霉素　E. 左旋门冬酰胺酶

9. 心脏毒性大，易引起心律失常的药物

A. 巯嘌呤　B. 卡铂　C. 氟尿嘧啶　D. 阿霉素　E. 洛莫司汀

10. 对前列腺癌疗效较好的药物是

A. 雌激素　B. 他莫西芬　C. 阿霉素　D. 巯嘌呤　E. 白消安

11. 长春新碱选择作用于

A. $G_0$ 期细胞　B. $G_1$ 期细胞　C. S 期细胞　D. $G_2$ 期细胞　E. M 期细胞

12. 在体内分解成磷酰胺氮芥而发挥抗瘤作用的药物是

A. 环磷酰胺　B. 甲氨蝶呤　C. 洛莫司汀　D. 塞替派　E. 马利兰

13. 对绒毛膜上皮癌疗效较好的药物是

A. 环磷酰胺　B. 白消安　C. 氟尿嘧啶　D. 甲氨蝶呤　E. 巯嘌呤

14. 常引起外周神经症状的药物是

A. 甲氨蝶呤　B. 博来霉素　C. 氟尿嘧啶　D. 巯嘌呤　E. 长春新碱

15. 为了减轻甲氨蝶呤的毒性反应，常与下列哪种药物合用

A. 叶酸　B. 甲酰四氢叶酸钙　C. 维生素 $B_{12}$　D. 碳酸氢钠　E. 维生素 C

16. 马利兰的抗癌最佳适应证是

A. 慢性淋巴细胞性白血病　B. 慢性粒细胞性白血病　C. 恶性淋巴瘤　D. 胃癌　E. 肝癌

17. 多用于脑瘤及肺癌脑转移治疗的药物是

A. 环磷酰胺　B. 洛莫司汀　C. 白消安　D. 巯嘌呤　E. 顺铂

18. 对鳞状上皮癌疗效较佳的药物是

A. 甲氨蝶呤　B. 阿糖胞苷　C. 博来霉素　D. 阿霉素　E. 巯嘌呤

19. 阿糖胞苷的作用原理是

A. 分解癌细胞所需要的左旋门冬酰胺　B. 抑制二氢叶酸还原酶　C. 影响蛋白质合成　D. 嵌入 DNA 中阻止转录过程　E. 抑制 DNA 多聚酶活性，阻止 DNA 合成。

20. 影响体内激素平衡的抗瘤药是

A. 长春新碱　B. 白消安　C. 卡铂　D. 强的松　E. 塞替派

## 二、多项选择题

1. 烃化剂包括

A. 环磷酰胺　B. 塞替派　C. 巯嘌呤　D. 阿糖胞苷　E. 马利兰

2. 周期特异性药物包括

A. 塞替派　B. 白消安　C. 甲氨蝶呤　D. 博来霉素　E. 长春新碱

3. 氟尿嘧啶可用于治疗

A. 胃癌　B. 肝癌　C. 恶性淋巴瘤　D. 乳腺癌　E. 结肠癌

4. 可治疗急性淋巴细胞白血病的药物

A. 甲氨蝶呤　B. 环磷酰胺　C. 柔红霉素　D. 强的松　E. 长春新碱

5. 嵌入 DNA 中阻止转录过程抑制 RNA 合成药

A. 放线菌素 D　B. 阿霉素　C. 长春新碱　D. 丝裂霉素 C　E. 顺铂

6. 为了提高疗效，减轻不良反应，抗恶性肿瘤药治疗方案一般主张用

A. 大剂量间歇疗法　B. 序贯疗法　C. 隔日疗法　D. 小剂量代替疗法　E. 联合用药

7. 易引起骨髓抑制的药物有

A. 环磷酰胺　B. 塞替派　C. 巯嘌呤　D. 阿糖胞苷　E. 长春碱

8. 注射时，局部刺激性大的药物有

A. 塞替派　B. 氟尿嘧啶　C. 放线菌素 D　D. 阿霉素　E. 博来霉素

## 三、判断题

1. 对增殖周期中各期细胞均有杀灭作用的药物属周期非特异性药物。

2. 不能耐受顺铂治疗的晚期卵巢癌也不能用卡铂治疗。

3. 合理的治疗方案，虽能提高疗效，减少不良反应，但不能延缓耐药性。

4. 阿糖胞苷对实体瘤疗效较好。

5. 他莫西芬为抗雌激素药，可治疗晚期乳腺癌。

**四、填空题**

1. 抗恶性肿瘤药主要的不良反应有__________、__________、__________、__________。

2. 主要的抗代谢药包括__________、__________、__________、__________。

**五、问答题**

1. 抗恶性肿瘤药分几类，其分类依据如何？各类的代表药有哪些？

2. 何谓联合用药？应从哪几个方面考虑？

## 答　案

**【释疑】**

1. 肿瘤化疗存在的问题有：①对多数常见的实体瘤，效果差或几乎无影响；②药物的选择性很小，大多数是细胞毒性药物（称抗增殖药），在杀伤肿瘤细胞的同时也损伤正常组织，特别是快速增殖组织（骨髓、肠粘膜、毛囊、网状内皮系统等），因此，肿瘤化疗效果由此受到限制；③肿瘤的预防比较困难。肿瘤的发病是一个较长期的过程，临床症状出现时，很难找到致癌的真正原因，不但给治疗带来困难，同时也为同类癌症的预防带来困难；④药物的毒副反应多且严重，其中骨髓抑制是最主要的剂量限制因素；⑤肿瘤的细胞动力学研究已取得很大进展，但不完善，特别还缺乏简便的方法测知肿瘤细胞处于何期，所以目前一些常用的用药方案几乎都来自临床经验；⑥肿瘤的彻底治愈很困难。目前临床采用的手术、放疗、化疗等综合治疗手段，目的是尽可能多地杀死癌细胞，以期临床治愈，但事实表明，这种做法并不等于直接治愈，很多病人不久即复发，其生存率并未见明显提高，甚至有可能超前死亡。

2. 肿瘤化疗的进展或动向：①辅助化学治疗可能成为今后肿瘤化疗的一种重要方法；②应用解毒药扭转抗癌药的毒副作用和提高治疗效果。如大剂量甲氨蝶呤——甲酰四氢叶酸解救疗法治疗骨肿瘤、急性白血病和恶性淋巴瘤等，取得了比较突出的疗效；③导向疗法：利用可能存在的肿瘤特异性抗原，应用淋巴细胞杂交瘤技术产生特异性的单克隆抗体，这种抗体与药物耦合，将药物导向肿瘤组织，选择性地杀死癌细胞，可望改善治疗效果；④抗癌药物对骨髓的抑制作用限制了其用药剂量，因此，使用骨髓移植可增大抗癌药的用药量，甚至达到正常情况下的致死剂量，取得有决定性的抗癌效果，如急性白血病、晚期乳腺癌等；⑤把个体癌细胞在体外作抗癌药敏试验，以指导药物选择；⑥癌基因治疗：传统的化疗主要着眼于对癌细胞的杀伤，新近研究证明，某些白血病及实体瘤细胞，在一定条件下，能诱导分化为正常细胞，从而提出癌细胞分化诱导及癌的分化治疗。如干扰素（IFN），肿瘤坏死因子、白细胞介素 2（IL-2）、集落刺激因子（CST）等生物调节剂（BRM）正方兴未艾；⑦肿瘤化学预防是癌防治研究的新发展。早期发现处于癌前状态及早期癌阶段的高险人群，给以一种或几种化合物，预防癌发生，以达到控制癌症的目的。如维甲类化合物、维生素 C、E 等，其中维甲类化合物是较理想的癌化学预防药。我国研制的维胺酯及维胺酸在治疗癌前病变方面取得可喜成果。

3. 化学性膀胱炎是环磷酰胺（CTX）特有的毒性反应，最初有膀胱刺激症状，后有排尿困难，最后出现血尿、蛋白尿。因此又各出血性膀胱炎。发生率 9%～25%，与用药剂量有关，儿童易发生，CTX 代谢产物丙烯醛是引起发病的主要因素。它刺激性强，经尿路排泄时产生刺激而致泌尿系毒性反应。可多饮水稀释药物来预防。一旦发生，一般情况下，停药后的 4 天内症状可消失，如果出血严重可用甲醛溶液冲洗膀胱，或切开膀胱压迫止血。

4. 按细胞增殖动力学，可将肿瘤组织中的细胞分三种细胞群：①增殖细胞群；②静止期 ($G_0$) 细胞群；③无增殖力细胞群。不同细胞群的肿瘤细胞对药物的敏感性不同，增殖细胞对药物敏感，静止期细胞对药物不太敏感，甚至不敏感，无增殖力细胞与药物治疗关系不大。抗肿瘤药可抑制或杀灭增殖细胞，而使肿瘤缩小或消失；静止期细胞对药物敏感性低，是复发的根源，是肿瘤化疗的一大障碍。根据这些特点，临床上常采用大剂量间歇疗法、序贯疗法来提高治疗效果。

**【习题】**

**一、单项选择题**

1. C 2. A 3. B 4. E 5. D 6. A 7. E 8. E 9. D 10. A 11. E 12. A 13. D 14. E 15. B 16. B 17. B 18. C 19. E 20. D

**二、多项选择题**

1. ABE 2. CE 3. ABDE 4. ABCDE 5. AB 6. ABE 7. ABCDE 8. BCD

**三、判断题**

1. ✓ 2. × 3. × 4. × 5. ✓

**四、填空题**

1. 消化道粘膜损害　骨髓抑制　肝肾损害　抑制免疫功能

2. 甲氨蝶呤　巯嘌呤　氟尿嘧啶　阿糖胞苷

**五、问答题**

1. 抗恶性肿瘤药按对增殖周期中各期肿瘤细胞作用的不同分以下两类：

(1) 周期非特异性药物：对增殖周期中各期细胞均有杀灭作用的药物。代表药有烷化剂、抗生素、激素、顺铂等。

(2) 周期特异性药物：仅对增殖周期中某一期细胞有较强作用的药物。

1) 主要作用 S 期的药：如甲氨蝶呤、巯嘌呤、氟尿嘧啶、阿糖胞苷等。

2) 主要作用于 M 期的药：如长春新碱、长春碱等。

按作用机制不同分以下五类：

(1) 影响核酸合成药：如抗代谢药。

(2) 破坏 DNA 结构影响 DNA 复制药：如烷化剂、抗癌抗生素丝裂霉素、博来霉素、顺铂等。

(3) 嵌入 DNA 中阻止转录过程抑制 RNA 合成药：如放线菌素 D、柔红霉素、阿霉素。

(4) 影响蛋白质合成药：如长春新碱、L-门冬酰胺酶等。

(5) 影响体内激素药：如肾上腺皮质激素、雌激素、雄激素等。

2. 联合用药是指应用数种不同类别的药物治疗肿瘤，目的是提高疗效、减轻毒副反应、延缓耐药性产生。联合用药的合理应用一般应从以下几方面考虑：

(1) 细胞增殖动力学：作用于细胞增殖周期中不同时期的药物联合应用，可分别杀灭各期肿瘤细胞，使疗效增强。常用的方法是序贯疗法、同时给药。如环磷酰胺与氟尿嘧啶、长春新碱合用。

（2）药物毒性：主要毒性不同的药物联合应用，即提高疗效，又降低毒性。如将抑制骨髓较轻的强的松、长春新碱与抑制骨髓较重的环磷酰胺、塞替派等合用。

（3）药物的作用机制：作用机制不同的药物联用，以产生协同作用。如环磷酰胺和甲氨蝶呤合用。

（4）药物的体内过程：多数抗肿瘤药不易通过血脑屏障，如果消灭转移到颅内的肿瘤细胞，还必须合用易通过血脑屏障的抗肿瘤药，如洛莫司汀、尼莫司汀、司莫司汀等。

联合用药除考虑以上几个方面外，病人对药物的耐受限度以及药物的抗瘤谱等因素，亦不可忽视。

（褚连军）

# 第二十七章　调节免疫功能药

## 目 标 要 求

药剂专业　简述免疫抑制药和免疫增强药的作用及应用。

## 释　疑

1．免疫（immune）及免疫学。

2．免疫反应及免疫性疾病。

## 习　题

**一、单项选择题**

1．免疫抑制剂主要用于

A．器官移植和自身免疫性疾病　B．细胞免疫功能缺陷病　C．再生障碍性贫血　D．病毒性严重感染　E．抗生素引起的二重感染

2．自身免疫性疾病首选

A．烷化剂　B．糖皮质激素　C．抗代谢药　D．抗组胺药　E．免疫增强剂

3．免疫增强剂主要用于

A．肿瘤及细胞免疫缺陷的辅助治疗　B．自身免疫性疾病　C．器官移植　D．过敏性疾病　E．肾病综合征

4．左旋咪唑主要用于

A．免疫功能低下　B．血小板减少性紫癜　C．过敏性紫癜　D．肾移植　E．自身免疫性疾病

## 二、多项选择题

1. 常用的免疫抑制剂包括

A. 糖皮质激素类　B. 烷化剂　C. 抗代谢药　D. 抗组胺药　E. 干扰素

2. 免疫抑制剂临床上常用于

A. 器官移植　B. 自身免疫性疾病　C. 免疫功能低下　D. 细胞免疫缺陷　E. 良性肿瘤

3. 糖皮质激素可用于

A. 肾病综合征　B. 原发性血小板减少性紫癜　C. 类风湿性关节炎　D. 严重的二重感染　E. 自身免疫性溶血性贫血

4. 免疫抑制剂的不良反应可能有

A. 诱发或加重感染　B. 抑制造血功能　C. 致癌作用　D. 致畸作用　E. 与抗菌药合用更易导致二重感染

5. 常用的免疫增强剂包括

A. 卡介苗　B. 左旋咪唑　C. 短小棒状杆菌菌苗　D. 转移因子　E. 干扰素

## 三、判断题

1. 糖皮质激素为常用的免疫抑制剂，可通过加强机体的免疫功能，来防治某些免疫功能低下的疾病。

2. 烷化剂对免疫反应的影响主要是抑制 B 细胞，大剂量时尚抑制 T 细胞。

3. 免疫抑制剂可用于防治器官移植时的排斥反应和治疗自身免疫性疾病。

4. 免疫抑制剂在抑制异常免疫的同时，也抑制了正常的免疫反应，故不良反应较严重。

5. 干扰素小剂量则可抑制免疫功能，减少抗体的生成。

6. 左旋咪唑为非特异性免疫调节剂，能使免疫功能低下的病人巨噬细胞和 T 细胞的功能恢复到正常水平。

## 四、填空题

1. 常用的免疫抑制剂包括________、________、________三类。

2. 常用的免疫增强剂为________、________、________、________和________、________。

3. 免疫抑制剂临床上用于________、________。

4. 免疫抑制剂的不良反应主要有________、________、________、________。

# 答　　案

**【释疑】**

1. 免疫（immune）的含义是“免于疫患”。在医学生物学方面免疫是指机体的免疫系统“识别”和“排除”非己抗原物质的一种生物学应答过程，以维持机体的生理生化平衡。因此，免疫反应在正常情况下是一种对机体的保护性防御反应。

免疫学的研究进展很快。现代免疫学的研究范畴除感染免疫外，还涉及移植免疫、肿瘤免疫、自身免疫、生殖免疫等。通过各学科的相互渗透，逐步形成了免疫生物学、免疫遗传学、免疫化学、免疫病理学、免疫药理学、分子免疫学及临床免疫学等新兴学科。

2. 人体内的免疫系统是由参加免疫反应的各种细胞、组织和器官，如胸腺、淋巴结、脾、扁桃腺、分布在全身体液和组织中的淋巴细胞和浆细胞以及免疫分子及其基因所组成。该系统最基本的功能是识别和清除抗原异物，在生理情况下起着免疫防御、免疫自稳、免疫监视等作用。

免疫功能分为非特异性和特异性两大类。非特异性免疫反应是指机体对所有体内外的异物都可以产生的免疫反应，如皮肤粘膜的生理屏障、白细胞的吞噬作用、炎症反应等。特异性免疫反应是指机体仅对某一种异物（抗原）产生的反应。这种严格的专一性，是机体的免疫细胞对该异物进行了识别后产生具有高度亲和作用的抗体和致敏淋巴细胞所致。特异性免疫反应和非特异性免疫反应一起构成了机体的全部免疫防御功能。

在病理情况下，免疫反应的功能可能由于先天发育不全，后天遭到破坏，或者发生调节障碍，就会引起一系列的免疫性反应，例如免疫缺陷病、自身免疫性疾病以及变态反应性疾病等。对于免疫性疾病，可应用影响免疫功能的药物，以调节机体的免疫反应过程。

**【习题】**

**一、单项选择题**

1. A　2. B　3. A　4. A

**二、多项选择题**

1. ABC　2. AB　3. ABCE　4. ABCDE　5. ABCDE

**三、判断题**

1. ×　2. √　3. √　4. √　5. ×　6. √

**四、填空题**

1. 糖皮质激素类　烷化剂　抗代谢药

2. 卡介苗　左旋咪唑　短小棒状杆菌菌苗　转移因子　干扰素　胸腺素

3. 器官移植　自身免疫性疾病

4. 诱发感染　抑制造血功能　致癌作用　影响生殖系统功能

（信长茂　石俊哲）

# 第二十八章　解　毒　药

## 目 标 要 求

1. 社区医学专业　①说出金属、类金属中毒的机制；解释常用药物的解毒机制及应用。②说出氰化物中毒的机制；解释常用药物的解毒机制及应用。③说出有机氟中毒解毒药的作用及用途。

2. 妇幼卫生专业　同“社区医学”。

3. 药剂专业　简述金属及氰化物的毒性作用并解释其解毒药的解毒原理。

4. 医学影像诊断专业　简述各类解毒药的解毒原理及不良反应。

5. 口腔专业

## 释　疑

氰化物中毒及其解毒过程

## 习　题

### 一、名词解释

1. 解毒药

2. 高铁血红蛋白

### 二、单项选择题

1. 下列哪个是类金属

A. 铜　B. 铅　C. 锑　D. 汞　E. 镁

2. 治疗铅中毒应首选

A. 依地酸钠钙　B. 二巯丁二钠　C. 青霉胺　D. 促排灵　E. 二巯丙醇

3. 使用前必须做过敏试验的药物是

A. 亚甲蓝　B. 青霉胺　C. 二巯丙醇　D. 依地酸钠钙　E. 促排灵

4. 治疗砷中毒应首选

A. 依地酸钠钙　B. 二巯丙醇　C. 二巯丁二钠　D. 青霉胺　E. 硫代硫酸钠

5. 治疗锑中毒应首选

A. 依地酸钠钙　B. 二巯丙醇　C. 二巯丁二钠　D. 亚甲蓝　E. 青霉胺

6. 由于化学性质不稳定须临用时配制的药物是

A. 二巯丙醇　B. 依地酸钠钙　C. 促排灵　D. 二巯丁二钠　E. 乙酰胺

7. 因水溶液不稳定，需配成油溶液供临床应用的药物是

A. 依地酸钠钙　B. 青霉胺　C. 二巯丁二钠　D. 二巯丙醇　E. 促排灵

8. 对肾有较严重损害的药物是

A. 依地酸钠钙　B. 青霉胺　C. 二巯丁二钠　D. 乙酰胺　E. 亚甲蓝

9. 肌注时，可与普鲁卡因合用的药物是

A. 青霉胺　B. 二巯丙醇　C. 依地酸钠钙　D. 乙酰胺　E. 促排灵

10. 能使血红蛋白氧化成高铁血红蛋白的药物是

A. 二巯丙醇　B. 促排灵　C. 青霉胺　D. 大剂量亚甲蓝　E. 依地酸钠钙

### 三、多项选择题

1. 对肾影响较大的药物有

A. 二巯丙醇　B. 二巯丁二钠　C. 青霉胺　D. 依地酸钠钙　E. 促排灵

2. 含有巯基的药物有

A. 依地酸钠钙　B. 二巯丙醇　C. 二巯丁二钠　D. 青霉胺　E. 促排灵

3. 治疗砷中毒的药物有

A. 青霉胺　B. 依地酸钠钙　C. 促排灵　D. 二巯丁二钠　E. 二巯丙醇

4. 不能治疗有机氟农药中毒的药物有

A. 依地酸钠钙　B. 青霉胺　C. 乙酰胺　D. 二巯丙醇　E. 促排灵

5. 依地酸钠钙常见的不良反应有

A. 头晕　B. 恶心　C. 关节痛　D. 全身乏力　E. 少数人可致肾损害

## 四、判断题

1. 二巯丙醇为无色或几乎无色透明的水溶液。

2. 巯基类的解毒药分子中含巯基越多，解毒作用越强。

3. 巯基类解毒药能夺取酶中结合的金属或类金属，不能与金属或类金属直接结合。

4. 二巯丁二钠对锑剂中毒效果不如二巯丙醇。

5. 使用依地酸钠钙期间应常查尿常规。

6. 氰化物进入机体后，使组织细胞不能利用血液中的氧，而导致细胞窒息，严重者死亡。

7. 氰化物中毒后，可给予大剂量亚甲蓝与 $CN^-$ 直接结合变成无毒的物质而达到解毒目的。

8. 氰化物中毒的解救应先给大剂量亚甲蓝再给硫代硫酸钠。

9. 亚甲蓝是很强的氧化剂，能使血红蛋白氧化成高铁血红蛋白。

10. 亚甲蓝用于苦杏仁中毒时疗效优于亚硝酸钠。

11. 硫代硫酸钠治疗氰化物中毒时为提高疗效，常与亚硝酸钠混合注射。

12. 为减轻乙酰胺的局部刺激引起的疼痛，可与普鲁卡因混合注射。

13. 使用青霉胺可用青霉素做过敏实验。

14. 金属可置换依地酸钠钙中的钙离子，生成无毒性的络合物，由尿中排出。

15. 乙酰胺除对氟中毒效果较好以外，对其它金属或类金属中毒效果也较好。

## 五、填空题

1. 急性中毒的处理首先________、________、________防止毒物继续吸收。

2. 特效解毒药是一类________________解毒药。

3. 含巯基的解毒药有________、________、________与金属有很强的________。

4. 二巯丁二钠的水溶液不稳定溶液呈________或________不能使用。

5. 二巯丁二钠对于急性中毒的抢救首剂________；慢性中毒者一次________用________日为一疗程。

6. 因青霉胺为________的水解产物，故毒性很小。

7. 依地酸钠钙对________疾患禁用。

8. 大剂量使用促排灵可致________和________。

9. 氰离子 $(CN^-)$ 进入机体后能与________结合成________失去________的功能，使组织细胞不能利用________而导致________中毒症状，严重者死亡。

10. 亚硝酸钠因有________作用，静注________以免引起________。

11. 大剂量亚甲蓝为________小剂量时为________。

12. 硫代硫酸钠具有活泼的________故称________。

## 六、问答题

1. 急性中毒的一般处理原则？

2. 氰化物中毒的解毒机制？

## 答　案

**【释疑】**

氰离子（$CN^-$）进入机体后很易与含高铁（$Fe^{3+}$）的酶（如细胞色素氧化酶、过氧化氢酶）结合形成复合物。其中尤以细胞色素氧化酶对$CN^-$更为敏感，使其抑制失去传递电子的功能，氧得不到电子形成具有活性的氧离子（$O^{2-}$），导致组织细胞不能利用血液中的氧，使组织缺氧、发绀，细胞内窒息等中毒症状，严重者可迅速死亡。

**【习题】**

**一、名词解释**

1. 凡能解除毒物对机体毒害作用的药物，称为解毒药。

2. 应用氧化剂后将血红蛋白氧化成三价铁的血红蛋白，称高铁血红蛋白。

**二、单项选择题**

1. D　2. A　3. B　4. B　5. C　6. D　7. D　8. A　9. D　10. D

**三、多项选择题**

1. ABE　2. BCD　3. DE　4. ABDE　5. ABCDE

**四、判断题**

1. ×　2. ✓　3. ×　4. ×　5. ✓　6. ✓　7. ×　8. ✓　9. ×　10. ✓　11. ×　12. ✓　13. ✓　14. ✓　15. ×

**五、填空题**

1. 洗胃　导泻　利尿

2. 具有高度专一性

3. 二巯丙醇　二巯丁二钠　青霉胺　亲和力

4. 土黄色　混浊

5. 2g　1g　5～7

6. 青霉素

7. 肾

8. 腹泻　肾损害

9. 细胞色素氧化酶　氰化细胞色素氧化酶　传递电子　血液中的氧　细胞内窒息

10. 扩张血管　不宜过快　血压骤降

11. 氧化剂　还原剂

12. 硫原子　供硫剂

**六、问答题**

1. 首先排除毒物，防止毒物继续吸收，然后给予特效解毒药，并进行对症治疗。

2. 首先给予氧化剂，使体内的部分血红蛋白氧化成高铁血红蛋白，后者与$CN^-$结合生成氰化高铁血红蛋白，使酶复活组织细胞恢复正常的生理功能。但氰化高铁血红蛋白不稳定，仍可解离出氰离子，因此还要用供硫剂硫代硫酸钠，结合游离的及氰化高铁血红蛋白中的氰离子生成无毒的硫氰酸盐，由尿排出，而达到解毒目的。

（杜宝华　杨志印）

# 第二十九章 诊断用药

## 目标要求

1. 药剂专业 简述X线造影剂的应用原理及磺溴酞钠、荧光素钠、五肽胃泌素的用途。

2. 医学影像诊断专业 阐述钡造影剂，碘造影剂，气体造影剂的作用，用途，用药注意事项。

## 释疑

1. 物质对X线吸收能力与其所含元素原子序数有何关系？

2. 新型碘造影剂。

## 习题

**一、单项选择题**

1. 目前常用的消化道造影剂是

A. 泛影葡胺 B. 甲泛葡胺 C. 碘化钠 D. 碘化油 E. 硫酸钡

2. 最常用的口服胆囊造影剂是

A. 碘番酸 B. 胆影葡胺 C. 碘化油 D. 泛影钠 E. 碘苯酯

3. 观察子宫和卵巢的外形选用

A. 碘化油 B. 乙碘油 C. 碘化钠 D. 气体 E. 碘番酸

4. 支气管、输卵管造影选用

A. 气体 B. 碘化油 C. 泛影酸钠 D. 碘番酸 E. 胆影葡胺

5. 肾盂造影选用

A. 硫酸钡 B. 碘化油 C. 气体 D. 泛影葡胺 E. 胆影葡胺

6. 脑室造影选用

A. 泛影钠 B. 胆影葡胺 C. 碘化油 D. 乙碘油 E. 甲泛葡胺

7. 乙碘油适用于

A. 淋巴管造影 B. 支气管造影 C. 胆管造影 D. 脑血管造影 E. 食管造影

8. 荧光素钠主要用于检查

A. 胃肠道功能 B. 心血管功能 C. 肝功能 D. 肾功能 E. 以上都不是

9. 有关甲泛葡胺的描述哪一项是错误的

A. 渗透性近于人体血浆，粘稠度低，毒性小 B. 入血后几乎不与血浆蛋白结合，大部分经肾小球滤过而排出 C. 中枢神经系统对其有较好的耐受性 D. 无碘过敏反应 E. 是一种理想的血管造影剂

10. 碘造影剂应用的禁忌证不包括

A. 碘过敏者 B. 胆囊切除者 C. 甲状腺功能亢进症 D. 活动性肺结核 E. 肝

肾功能不良

**二、多项选择题**

1. 可用于胆囊造影的药物是

A. 碘番酸　B. 碘化油　C. 胆影葡胺　D. 碘化钠　E. 甲泛葡胺

2. 用药前须做过敏试验的药物有

A. 泛影葡胺　B. 胆影葡胺　C. 碘化油　D. 硫酸钡　E. 磺溴酞钠

3. 气体造影剂可用于

A. 支气管造影　B. 淋巴管造影　C. 气腹造影　D. 盆腔充气造影　E. 腹膜后充气造影

4. 甲泛葡胺可用于

A. 脑室造影　B. 椎管造影　C. 神经根鞘造影　D. 脑血管造影　E. 冠状动脉造影

5. 临床常用的器官功能检查用药有

A. 同位素　B. 磺溴酞钠　C. 荧光素钠　D. 五肽胃泌素　E. 碘苯酯

**三、判断题**

1. 造影剂是指在X线检查中使用的一些低原子序数，能使无明显密度差别的器官或组织显出有差别影像的物质。

2. 可溶性氯化钡和不溶性的硫酸钡均是临床上较为常用的消化道造影剂。

3. 硫酸钡毒性较大，故用药前须做好抢救准备。

4. 在应用碘造影剂前都应进行过敏试验，过敏者禁用本类药物。

5. 应用碘造影剂前发现溶液变黄，可摇匀后再用。

6. 碘造影剂大剂量推注时速度宜缓慢。

7. 胆囊造影时，一般主张先用口服造影剂，不成功时再用静脉注射胆囊造影剂。

8. 急性消化性溃疡患者，可用五肽胃泌素检查其胃功能。

9. 器官功能检查用药多为染料，可从某些器官或组织中排泄或起着色作用，用以判断器官功能正常与否，应用时不必结合临床就能达到正确的诊断。

10. 五肽胃泌素能刺激胃酸，胃蛋白酶及内因子的分泌，用于胃功能检查。

11. 乙碘油用于支气管造影时，排出缓慢，久之可引起肺炎和肉芽肿。

**四、填空题**

1. 常用的诊断用药主要有________和________两大类。

2. 常用的X线造影剂分为________和________两大类，前者对X线的吸收能力比人体软组织________，后者对X线的吸收能力比人体软组织________。

3. 高原子序数的造影剂有________和________；低原子序数的造影剂有________。

4. 碘过敏试验的方法主要有________、________、________。

5. 气体造影剂有________、________、________。

6. 据药物的性质和排泄途径，碘造影剂可分为四类：____、____、____、____。

7. 在用硫酸钡作造影检查时，粘稠混悬剂（70%～80%）用于________造影；较稀混悬剂（40%～50%）用于________造影。

**五、问答题**

1. 应用硫酸钡时应注意哪些问题？

2. 下列器官造影时，应首选哪种造影剂？为什么？

（1）胃、十二指肠溃疡检查；

（2）胆囊切除者胆道造影；

（3）心血管造影。

3. 磺溴酞钠和荧光素钠各适用于作何种器官功能的检查？为什么？

# 答　案

**【释疑】**

1. 物质对 X 射线吸收情况可用下列公式表示：$I=I_0e^{-ud}$，$I_0$ 为入射的 X 射线强度，I 是通过厚度为 d 的物质的 X 射线强度，e 为自然对数，u 为物质吸收系数，此系数与 X 射线的波长及物质的原子序数有关。对一定波长的 X 射线，此系数主要取决于组成该物质各元素的原子序数，原子序数越大，物质密度越大，则对 X 射线吸收能力越强。临床上将一些原子序数高的物质（如钡、碘制剂）或一些原子序数低的物质（如气体）注入被检查部位，使之在 X 射线下能与周围组织有明显的人工对比，以协助诊断疾病。

2. 碘造影剂的发展大致可分为三个阶段：第一阶段：从无机碘（碘化钠）到有机碘，由直链化合物到苯环化合物，从 2 碘环到 3 碘环，这样可降低毒性，增加对比度。第二阶段：研究增加患者对药物的耐受性。通过增加药物的亲水性，降低亲脂性、减少钠盐的制剂改用葡胺盐，以及降低药物的粘滞度以使患者易于接受用药。第三阶段：研究降低造影剂的毒性。由于离子型造影剂存在许多缺点，用药后不良反应较多，故在 1970 年后发现了一些新型非离子型碘造影剂。从离子型到非离子型，减少粒子数，从而降低渗透压，接近于人体等渗状态，减少药物的不良反应，使患者易于耐受。

非离子型造影剂的问世是碘造影剂发展中的一个突破性进展。甲泛葡胺（室椎影）是 1974 年研制出的第一个非离子型碘造影剂，但性能不稳定，需临用现配。而后德国又先后生产出优维显，伊索显等新药。两药显影质量高、患者易于接受，副作用很少，用药安全，性质稳定，使用方便。优维显主要用于尿路及血管造影。伊索显主要用于脊髓造影，脑室造影，CT 脑池造影及其它体腔检查。

总之，新型造影剂不断出现，药效增强，不良反应降低，逐渐适应临床需要。

**【习题】**

**一、单项选择题**

1. E　2. A　3. D　4. B　5. D　6. E　7. A　8. B　9. D　10. B

**二、多项选择题**

1. AC　2. ABCE　3. CDE　4. ABCDE　5. BCD

**三、判断题**

1. ×　2. ×　3. ×　4. √　5. ×　6. √　7. √　8. ×　9. ×　10. √　11. ×

**四、填空题**

1. X 线造影剂　器官功能检查用药

2. 阳性造影剂　阴性造影剂　强　弱

3. 钡造影剂　碘造影剂　气体造影剂

4. 口服试验　皮内试验　静脉试验

5. 空气　氧气　二氧化碳

6. 主要经肾排泄的造影剂　排泄性胆道造影剂　油脂类造影剂　脑室及椎管造影剂

7. 食管　胃肠

**五、问答题**

1. 应用硫酸钡时应注意以下问题：

(1) 食管大出血或破裂，急性胃肠穿孔、急性胃肠出血者禁用。

(2) 有气道食管瘘或可疑先天性食管闭锁者不宜用。

(3) 检者24小时内，禁用一切对胃肠蠕动有影响的药物如泻药，阿托品等，不吃有渣食物。检查前一日晚餐后禁食。作钡灌肠者，应于当日清晨先用肥皂水灌肠，清洗肠道。

(4) 有幽门梗阻症状者，应在检查前先洗胃。

2. 各器官造影剂的选用如下：

(1) 胃、十二指肠溃疡检查应首选硫酸钡。因为硫酸钡性质稳定，几乎无毒，做成混悬剂，口服后不被消化道吸收，全部随粪便排出，用于胃肠造影，对比度好，影像清晰，方法简便，在溃疡处可见到特征性表现，故本品可做为胃、十二指肠溃疡检查的首选造影剂。

(2) 胆囊切除者胆道造影应首选胆影葡胺。本品静注后大部分与血浆蛋白结合，不易被肾小球滤过，而不断被肝摄取，最后排入胆囊。静注后26分钟胆管即可显影，2～2.5小时在胆囊中达到最高峰，因本品具有显影迅速，显影清晰的特点，故可作为胆囊切除后胆道造影的首选药。

(3) 心血管造影可首选泛影葡胺。本药静注后随血循环至全身使血管显影。心血管显影效果好，且毒性低，刺激性小，是本类药物中最安全的一种，故可用于心血管造影。

3. 磺溴酞钠可用于肝功能检查。本药属肝清除的染料，溶液呈深蓝紫色。静注后，大部分被肝细胞吸收而经胆汁排泄。肝功能障碍时，排泄减慢。临床用于测定肝功能。按2mg/kg注射者20分钟后抽血，按5mg/kg注射者45分钟后抽血检查，此时测定血清中色素含量应少于5%，如超过则表示肝功能有损害。

荧光素钠：可用于心血管功能检查。本药的水溶液呈强荧光，用于测定血液循环时间，来确定心血管功能是否正常。由臂静脉注射后，于紫外灯下观察，在10～16秒内唇部粘膜见到黄绿色荧光为正常。

（陈俊荣　赵力）

# 第三十章　药物相互作用

## 目标要求

1. 药剂专业　①分析药物在体内过程中的相互作用；②简述药物在体外配伍及在作

用部位的相互作用；③通过处方分析阐述药物的相互作用，并学会审查处方。

2. 口腔医学专业　说出药物相互作用的概念、药物在体内过程中的相互作用。

## 释　疑

消化道 pH 值对药物吸收的影响。

## 习　题

**一、名词解释**

1. 药物相互作用
2. 配伍禁忌
3. 酶诱导作用
4. 酶抑作用
5. 增敏作用

**二、单项选择题**

1. 促进四环素吸收的药物是

A. 氢氧化铝　B. 碳酸钙　C. 维生素 C　D. 活性炭　E. 白陶土

2. 胃蛋白酶活性最强时

A. pH＝1.5～2.5　B. pH＝2～3　C. pH＝3～4　D. pH＝4～5　E. pH＝5 以上

3. 胰酶活性最强时

A. pH＝5.8　B. pH＝6.4　C. pH＝7.5　D. pH＝8.4　E. pH＝9 以上

4. 加速胃排空的药物是

A. 普鲁本辛　B. 扑热息痛　C. 胃复安　D. 阿托品　E. 山莨菪碱

5. 能使肠蠕动减慢的药物是

A. 乙酰胆碱　B. 普鲁本辛　C. 毛果芸香碱　D. 胃复安　E. 新斯的明

6. 促进酶活性增强的药物是

A. 苯巴比妥　B. 双香豆素　C. 强的松　D. 氯丙嗪　E. 维生素 D

7. 抑制酶活性的药物是

A. 苯妥英钠　B. 氯霉素　C. 双香豆素　D. 氢化可的松　E. 甲苯磺丁脲

8. 在酸性尿液中易吸收的药物是

A. 阿司匹林　B. 氨茶碱　C. 吗啡　D. 氯喹　E. 丙咪嗪

9. 能阻断神经肌肉运动终板上 N 受体，使骨骼肌松弛的药物是

A. 毒扁豆碱　B. 新斯的明　C. 阿托品　D. 肾上腺素　E. 链霉素

10. 合并用药 6～10 种时，不良反应的发生率是

A. 35%　B. 28%　C. 54%　D. 10%　E. 15%

**三、多项选择题**

1. 降低四环素作用的药物有

A. 硫酸镁　B. 硫酸铁　C. 维生素 C　D. 活性炭　E. 释盐酸

2. 促进酶活性增强的药物有

A. 苯巴比妥　B. 苯妥英钠　C. 水合氯醛　D. 双香豆素　E. 氯霉素

3. 抑制酶活性的药物有

A. PAS　B. 氯霉素　C. 苯妥英钠　D. 双香豆素　E. 甲氰脒胍

4. 在碱性尿液中排泄增强的药物有

A. 阿司匹林　B. 磺胺类　C. 对氨基水杨酸钠　D. 链霉素　E. 呋喃妥因

5. 合并用药时疗效降低或毒性增加的药物有

A. 甲苯磺丁脲和氢氯噻嗪　B. 钙剂和强心甙　C. 链霉素和速尿　D. 磺胺类和普鲁卡因　E. 磺胺类和 TMP

**四、判断题**

1. 服药种类越多不良反应发生率越低。
2. 为了促进磺胺类药物吸收可提高消化道的 pH 值。
3. 胰酶与胃蛋白酶合剂不宜同服。
4. 维生素 $K_2$ 是肠内正常菌群合成的。
5. 药物作用的强度与血浆蛋白结合率无关。
6. 药物与血浆蛋白结合可出现竞争作用。
7. 肝微粒体酶的作用主要是代谢药物的。
8. 苯巴比妥可促进双香豆素的代谢，使其抗凝作用减弱。
9. 苯妥英钠可引起小儿佝偻病。
10. 丙磺舒不能延长青霉素的抗菌作用。
11. 弱酸性药物在酸性尿液中解离度高，不易被肾小管重吸收。
12. 弱酸性药物在碱性尿液中解离度高，不易被肾小管重吸收。
13. 维生素 $B_6$ 能增强左旋多巴的作用。
14. 低钾利尿药可使强心甙的毒性增强。
15. 链霉素常与速尿合用增强药理效应。

**五、填空题**

1. 某些药物相互配伍时，可以产生________、________、________、________、________、________物理或化学变化，影响疗效或增加毒性，称配伍禁忌。

2. 药物相互作用方式有________、________、________。

3. 胃蛋白酶在 pH ________活性最高，pH ________以上则失效。

4. 长期使用广谱抗菌素肠道内合成________减少。

5. 多次使用液体石蜡后机体对________、________吸收减少。

6. 肾小管重吸收药物多少取决于肾小管内尿液________。

7. 肾小管对药物的分泌作用是一种________过程。

8. 青霉素约 90%由肾小管分泌排出，________可与其竞争性分泌。

9. 维生素 $B_6$ 增加外周________的活性，使左旋多巴在外周生成不能通过血脑屏障的多巴胺。

10. 药剂人员在药房中很重要的一项工作是________、________。

**六、处方分析**

1. 医生给正服用双香豆素的患者因发热又开了阿司匹林，此方是否合理，为什么？

处方：①双香豆素片　50mg×30

用法：首剂 300mg，维持量 100mg，一日一次。

②阿司匹林片　0.5×10

用法：一次 0.5g，一日 3 次。

2. 医生给肺结核并有癫痫发作的患者开了下列处方是否合理，为什么？

处方：①苯妥英钠片　0.1×60

用法：一次 0.1g，一日 3 次，饭后服。

②异烟肼片　0.1×40

用法：一次 0.1g，一日 3 次，饭后服。

③维生素 $B_6$ 片　10mg×80

用法：一次 20mg，一日 3 次，饭后服。

3. 医生给患心衰、肾功能不全、尿少、合并泌尿系感染的病人开了下列处方是否合理，为什么？

处方：①庆大霉素注射液　8 万 U×6

用法：8 万 U，一日 2 次，肌注。

②速尿注射液　20mg<br>5%葡萄糖氯化钠注射液 500ml ｜×5

用法：一日 1 次，静滴。

4. 医生给一个贫血和上呼吸道感染的患者开了下列处方，分析是否合理，为什么？

处方：①四环素片　0.25×20

用法：一次 0.5g，一日 4 次。

②硫酸亚铁片　0.3×20

用法：一次 0.6g，一日 3 次。

③维生素 C 片　0.1×20

用法：一次 0.2g，一日 3 次。

5. 医生给一患高血压兼有支气管哮喘的病人开下列处方，分析是否合理，为什么？

处方：①利血平片　0.25mg×30

用法：0.5mg　一日 1 次。

②麻黄碱片　30mg×6

用法：30mg　一日 3 次。

**七、问答题**

1. 影响四环素吸收的因素有哪些？

2. 药物在药代动力学方面的相互作用包括哪些？

## 答　案

**【释疑】**

一般来说非解离型、脂溶性高的药物易通过生物膜被吸收。反之，较难吸收。因此，药物的吸收取决于药物的解离度，若改变消化道的 pH，可影响药物的解离，而影响药物的吸收。提高消化道的 pH，使弱酸性药物的解离度增大，药物吸收减少，反之，易被吸收。

【习题】

一、名词解释

1. 是指两种或两种以上药物同时或先后，以相同或不相同给药途径给予，而使药物作用与效应发生变化。

2. 某些药物相互配伍时，由于药物间相互作用，可产生潮解、变色、混浊、沉淀、分解或产生气体等物理或化学的变化，而影响疗效或增强毒性，属于物理性或化学性配伍禁忌。

3. 某些药物能促进许多药酶合成或提高药酶活性，使其本身及其它药物代谢加快，药物浓度降低，减弱药效，此作用称酶诱导作用。

4. 某些药物能抑制药酶活性，使其它药物代谢减慢，药物浓度增高，药效加强，甚至引起毒性。此作用称酶抑作用。

5. 药物在相互作用中，某种药物通过间接作用使另一药物作用部位的敏感性增强，从而加强了另一药物的作用。

二、单项选择题

1. C　2. A　3. D　4. C　5. B　6. A　7. B　8. A　9. E　10. D

三、多项选择题

1. ABD　2. ABC　3. ABE　4. ABCDE　5. ABCD

四、判断题

1. ×　2. ×　3. √　4. √　5. ×　6. √　7. √　8. √　9. √　10. ×　11. ×　12. √　13. ×　14. √　15. ×

五、填空题

1. 潮解　变色　混浊　沉淀　分解　产生气体

2. 药物在体外相互作用　药物在药代动力学方面相互作用　药物在药效学方面相互作用

3. 1.5～2.5　5

4. $K_2$

5. 维生素 A　维生素 D

6. pH

7. 主动转运

8. 丙磺舒

9. 多巴脱羧酶

10. 调配处方　核对发药

六、处方分析

1. 阿司匹林和双香豆素被吸收进入血液后二药均与血浆蛋白结合。但阿司匹林与血浆蛋白结合率比双香豆素结合率高，因而双香豆素被置换出来，血浆中的游离型增多，抗凝作用增强，可引起严重的出血，甚至死亡。故不可合用。

2. 异烟肼有酶抑作用，抑制药酶活性，使苯妥英钠代谢减慢，血浓度升高，半衰期延长，引起眩晕，运动失调，眼球震颤等毒性反应，故不可合用。

3. 速尿和庆大霉素对听神经均有损害作用，合用增强对耳的毒性，易引起耳聋。故不可合用。

4. 硫酸亚铁中含有 $Fe^{2+}$ 能与四环素结合形成络合物而析出沉淀，影响四环素的吸收。故不可合用。

5. 此处方不合理，因为利血平的降低血压作用是使交感神经末梢囊泡内的去甲肾上腺素递质逐渐排空耗竭，而呈现降压作用。麻黄碱的作用方式有两点：①直接与肾上腺素受体结合发挥作用；②促使交感神经末梢释放去甲肾上腺素发挥作用。由于利血平使交感神经末梢递质已排空，而麻黄碱的作用减弱。故不可合用。

**七、问答题**

1. ①二价或三价的金属离子；②碱性药物碳酸氢钠；③酸性药物促进吸收。

2. 1. 吸收过程中相互作用

(1) 药物理化性质相互作用：①形成结合物对药物吸收的影响。②改变消化道 pH 值对药物吸收的影响。

(2) 改变消化道内环境的药物相互作用。

(3) 影响消化道功能的药物相互作用。

2. 分布过程中药物相互作用

3. 代谢过程中药物相互作用

(1) 酶促作用。

(2) 酶抑作用。

4. 排泄过程中药物相互作用

(1) 影响尿液 pH 值的药物相互作用。

(2) 影响肾小管分泌的药物相互作用。

（杜宝华　韩有春）